THE COMPLEX PTSD
COPING SKILLS WORKBOOK:
AN EVIDENCE-BASED APPROACH TO MANAGE FEAR AND ANGER,
BUILD CONFIDENCE, AND RECLAIM YOUR IDENTITY

重新开始的勇气
复杂性创伤幸存者疗愈手册

［美］塔玛拉·麦克林托克·格林伯格 著
李 倩 译

浙江人民出版社

THE COMPLEX PTSD COPING SKILLS WORKBOOK: AN EVIDENCE-BASED APPROACH TO MANAGE FEAR AND ANGER, BUILD CONFIDENCE, AND RECLAIM YOUR IDENTITY by TAMARA MCCLINTOCK GREENBERG, PSYD

Copyright: ©2022 BY Tamara McClintock Greenberg

This edition arranged with NEW HARBINGER PUBLICATIONS through BIG APPLE AGENCY, LABUAN, MALAYSIA.

Simplified Chinese edition copyright:
2025 ZHEJIANG PEOPLE'S PUBLISHING HOUSE
All rights reserved.

浙江省版权局
著作权合同登记章
图字：11-2023-079号

图书在版编目（CIP）数据

重新开始的勇气：复杂性创伤幸存者疗愈手册 /（美）塔玛拉·麦克林托克·格林伯格著；李倩译. 杭州：浙江人民出版社，2025.6. -- ISBN 978-7-213-11892-0

Ⅰ．R749.055

中国国家版本馆CIP数据核字第2025G186Q2号

重新开始的勇气：复杂性创伤幸存者疗愈手册
CHONGXIN KAISHI DE YONGQI: FUZAXING CHUANGSHANG XINGCUNZHE LIAOYU SHOUCE
[美] 塔玛拉·麦克林托克·格林伯格 著　李　倩　译

出版发行：浙江人民出版社（杭州市环城北路177号　邮编　310006）
　　　　　市场部电话：（0571）85061682　85176516
责任编辑：陈　源　孙汉果
策划编辑：孙汉果
营销编辑：陈芊如
责任校对：姚建国
责任印务：幸天骄
封面设计：高鹏博
电脑制版：北京之江文化传媒有限公司
印　　刷：杭州丰源印刷有限公司
开　　本：880毫米×1230毫米　1/32　　印　张：9
字　　数：146千字　　　　　　　　　　插　页：2
版　　次：2025年6月第1版　　　　　　　印　次：2025年6月第1次印刷
书　　号：ISBN 978-7-213-11892-0
定　　价：58.00元

如发现印装质量问题，影响阅读，请与市场部联系调换。

这本手册邀请读者参与了一场谈话，聚焦复杂性创伤后应激障碍带来的现实困境，并提供了非常实用而细致的方法以发挥四个A——接受、觉察、真实和行动——的力量。对于正在疗愈复杂性创伤后应激障碍的人群及其治疗师来说，这本手册无疑是项宝贵的资源。

——朱利安·D. 福特（Julian D. Ford）博士
美国专业心理学会成员，国际创伤应激研究学会前主席
康涅狄格大学健康中心教授

对于想要应对创伤的来访者而言，这简直是最棒的自助手册。它不仅非常有见地，易于理解，而且敏锐地意识到了那些因成年和童年时期的不幸而丧失身份认同的来访者的需求。本书提出了能够造福所有创伤幸存者的滋养与疗愈建议。格林伯格在字里行间表露出了深厚的同理心和同情心。此外，对于和复杂性创伤后应激障碍患者合作的临床医生来说，本书也是一项不可或缺的资源。假以时日，这本书定将成为每个临床医生必备的藏书。

——丹·霍科伊（Dan Hocoy）博士
戈达德学院院长，执证临床心理学家
与人合编有《美国心理学协会人本主义和存在主义心理学手册》

这本手册是项不可多得的资源，适用于每一个因多种负性事件或创伤性事件而深陷痛苦中的人。格林伯格将临床经验、研究成果和深刻而富有同情心的解读融合起来，创作了一本实用且具有支持性的手册，既可以自行使用，也可以与治疗师一起使用，以找到"拥有更多掌控感，能更好地掌控生活的道路"。

——伊丽莎白·麦克马洪（Elizabeth McMahon）博士，心理学家
著有《克服焦虑和恐慌的交互式指南》和《焦虑的虚拟现实疗法》

这本手册内容丰富、引人入胜、高度实用。格林伯格为读者提供了一系列解释得相当清楚的策略，以应对复杂性创伤后应激障碍：从觉察和接纳愤怒，到管理解离状态，再到寻找心理治疗师。书中的指导非常出色，坚实地扎根于理论、科学证据和最新的临床智慧。

——米克·库珀（Mick Cooper）
伦敦罗汉普顿大学咨询心理学教授
与人合著有《个性化心理疗愈》

这本手册为疗愈复杂性创伤提供了卓越的指导方针。塔玛拉·格林伯格在字里行间表露出的尊重和亲切,定会让这本手册成为经典。这本书对于所有复杂性创伤后应激障碍的患者、家属和治疗师来说都不可不读。

——鲁安·布里森代恩(Louann Brizendine)
医学博士,神经精神病学家
著有《纽约时报》评选出的畅销书《女性大脑》和《升级》

通过这本手册,塔玛拉·格林伯格又一次惠及了我们所有人,她对理论知识进行了精湛的整合(比如定义 CPTSD),对解离和药物滥用等多种问题作出了清晰的解读,对管理负面情绪和人际关系、寻找合适的心理治疗师给出了实用的指导——而她的口吻永远那么通达,那么富有同情心)。

——艾琳·A. 瑟琳(Ilene A. Serlin)博士
美国舞蹈治疗协会高级治疗师,与人合编有《创伤综合护理》

真诚地将这本兼具个人关怀和普遍适用的实用信息与深刻智慧的手册，推荐给各位读者。40 余年来，我一直以医生的身份见证着女性的生活。这本书揭秘了许多困惑和挫折，正是这些东西让人们与幸福生活渐行渐远。格林伯格分享了她身为心理治疗师多年来的见闻，引导读者踏上高效、有益、充满自我肯定的疗愈之旅。

——里基·波利科夫（Ricki Pollycove）
医学博士，理学硕士，美国妇产科学会会员
美国妇产科学院胎儿心音监测专家，美国妇产科学院院士
著有《生物类激素的口袋指南》，与人合著有《妈妈的教养观》

这本书非常精彩，出版得正是时候，不仅定义了复杂性创伤后应激障碍，更反思了它的恶劣影响。塔玛拉细致地剖析了复杂性创伤后应激障碍造成的伤害，并提出了实用的工具来应对这些挑战。无论你是想疗愈复杂性创伤后应激障碍，还是想理解如何支持其他患有复杂性创伤后应激障碍的人，本书都是一项宝贵的资源。

——安克赛娜蒙·鲍尔（Ankhesenamun Ball）
临床神经心理学家，Being 心理机构的临床主任

这本手册无与伦比！塔玛拉·麦克林托克·格林伯格为那些经历过创伤，特别是患有复杂性创伤后应激障碍的人编写了一本极具可读性和实用性的指南。为促进变革，这本书利用故事、见闻、阐释、测评表和反思性练习共同形成了一张布局精巧、切实可行的路线图。本书消除了复杂性创伤后应激障碍所背负的污名，出色地引导了读者克服面对创伤时的恐惧。

——埃里克·亨（Erick Hung）
医学博士，加利福尼亚大学旧金山分校临床精神病学教授

目录

序　言 / 001

第一章
CPTSD 与 PTSD　/ 008

第二章
挥之不去的怪物：探索并战胜恐惧和愤怒　/ 031

第三章
超越"情绪调节"：应对愤怒和恐惧的高级技巧　/ 067

第四章
辨识、理解与管理解离　/ 100

第五章
提升元认知能力的心智化和真实性策略　/ 125

第六章
谨慎地应对回避：如何知道什么样的暴露是有益的　/ 158

第七章
应对自杀意念和自杀情绪　/ 184

第八章
当物质使用成为困扰　/ 215

第九章
寻找心理治疗师：用研究找到最合适的人选　/ 237

结　语
继续踏上疗愈之路　/ 262

参考文献　/ 266

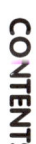

序言

如果你翻开了这本书，我想你一定在生活中经历了一些痛苦的事——与此同时，你也一定是个很有心理韧性的人。创伤幸存者大多如此（这也是我们的文化主要关注"幸存"而非"罹难"的原因）。

经历过所谓复杂性创伤的人，会患上复杂性创伤后应激障碍（Complex Post-Traumatic Stress Disorder，简称CPTSD）。引发这种创伤的不是某起单独的创伤事件，而是多起事件。这些事件通常缘起于童年，对你的自我概念、你与他人的相处模式有着深远的影响。CPTSD的根源在于创伤的积累，这通常意味着患者经历了困难重重的人生。因此，CPTSD的症状更严重、持续时间更长，而且已经融入你的性格中，这是它与创伤后应激障碍（Post-Traumatic Stress Disorder，简称PTSD）之间的区别。

在书中，我会告诉你CPTSD如何深深地影响着你的身份认同。早期和反复发生的创伤会夺走一部分重要的自我意识，最终演变成一种身份盗窃（Identity Theft）。它们让你不清楚自己的想法和感受，不确定你想要和需要与什么样的人在一起。它们让你不知道该如何自信起来，不知道该如何照顾自己。你可能困惑于自己究竟是谁，特别是在过去的记忆晦暗不清、有很多拼凑不起来或缺乏连贯性的经历的时候。在这种情况下，愤怒、恐惧和不确定性会强烈地影响你的生活，而且这些影响通常都是负面的。

希望本书能帮助你理解你所经历的复杂性创伤，以及它们对你的整个人生和身份认同造成的影响。很高兴我们能在这本书中相遇，希望我能提供一些有用的工具和观念，帮助你找回在不得不忍受某些痛苦时被偷走的生活。

复杂性创伤包括多次遭遇背叛，比如公然虐待、忽视，以及在童年时期遭受本不该经历的苦难；复杂性创伤也包括成年后的创伤经历。这类经历会让你不知该如何照顾自己。我将协助你进入CPTSD标准疗愈的第一部分，首先是理解创伤的神经生物学原理，即通常所说的战斗、逃跑或僵直反应，你可以据此在生活中营造基本的安全感；其次是学习更为健康的应对技巧，以应对恐惧、愤怒和焦虑等侵入性体验；再次是构建基本的元认知能力（也就是反思自身思维的能力）；最后是搭建起能帮助你应对CPTSD的社会支持。我们还会探讨一些CPTSD导致的更为严峻的挑战，如药物滥用和自杀念头，你将学习如何应对这些痛苦又可怕的体验，以及应该在何时寻求帮助。

标准疗愈的第二部分是通过认知行为疗法（Cognitive Behavioral Therapy，简称CBT）、暴露疗法、眼动脱敏与再加工疗法（Eye Movement Desensitization and Reprocessing，简称EMDR）、心理动力学疗法和其他技术来处理你对创伤经历的记忆，但这部分内容超出了这本书的内容范围，如有需要，请及时向专业人士求助。当然，你或许不需要或者不想要迈出这一步。归根结底，这取决于你所经历的CPTSD是怎样的，以及当影响你日常生活和核心自我意识的首要症状得以解决之后，你还有什么需求。但即便如此，本书仍试着用整整一章的篇幅，尽我所知地去探讨如何利用相关研究寻找心理治疗师、心理疗愈是如何发挥作用的，以及如何找到适合自己的心理治疗师和疗愈方法。

如何使用本书

这是一本帮助你应对 CPTSD 的手册。它最棒的地方在于，你既可以只运用其中一部分，也可以全书参照，总之多寡随你的需要而定，尽管挑选书中适合自己的部分就好。你可以自行使用这本书，也可以和信任的人一起使用，比如你的心理治疗师。需要提醒的是，请明白书中的内容并不是方方面面都与你有联系，阅读时还请多参考自己的个人经历。此外，本书中介绍的一些技巧和观念看似很容易理解，但真正的改变通常意味着能以不同的情绪和心态重新审视一些以前的想法。因此，关键在于耐心和坚持。

因为这本书的主题是创伤，所以我有时不得不探讨一些患有 CPTSD 的人所经历的艰难故事（杂糅多人经历，不涉及具体个人）。我得承认，在这一类型的书中讲述案例总是很难拿捏分寸，我会在不妨碍交流的情况下，尽量少讲细节——同时也会尽我所能对你可能遭受过的各种创伤表达我的理解和同情。在这本书中，我确实描写了一些情绪、身体和性方面的虐待与忽视——但其中的细节我都尽可能一笔带过了,尽管书中确实涉及这些内容。我知道,阅读这些片段可能会让你觉得很紧张、难以承受,如果你觉得很难受,请像看恐怖片那样,随时"点击快进",直接跳到讲应对技巧的部分就好。在这个过程中请小心留意自己的状况,如果这类素材持续触发你的反应、令你感到痛苦,那么我建议你最好能记录下这些反应,然后与你的心理治疗师或临床医生进一步探讨。

关于新冠疫情

这本书大半写于2020年,那是我人生中极具挑战的一年——我相信你也是。谁也不会想到一种全球性的流行病会颠覆所有曾被我们视为理所当然的事情。它带来的破坏似乎没有止境,不仅限制了个人自由,还限制了人们以寻常方式寻求和给予他人安慰的能力。我们在一些重要的方面失去了人与人之间的亲密接触,比如不能邀请朋友、家人共进晚餐,也不能去养老院看望老人。不仅如此,我们还在一些细微的方面失去了人际联系。人们开始怀念和同事在办公室里闲聊,和邻居说些家长里短,甚至怀念和出租车司机、网约车司机开无伤大雅的玩笑。几乎在突然间,我们无法像以前一样去锻炼、去看电影,或是毫无顾忌地在公共场合用餐。尽管社交网络一直都在，人们却愈发孤独。对有些人来说，社交网络甚至成了与外界交流的主要渠道。然而，社交网络是把双刃剑。一方面，它让我们知道，其他人正和我们同甘苦、共患难；另一方面，如果我们只是对不可置信的死亡数字感到悲伤和害怕，而没有充分发挥自己的烘焙技能去制作酵母面包、没有学一门新乐器或新语言，网络社区似乎就会无声地羞辱我们。这场疫情考验着我们每个人的自我概念，对创伤幸存者来说就更是如此了，毕竟他们的自我意识可能原本就很脆弱、很有限。

然而，我在许多患有CPTSD的来访者身上观察到了一些引人注目之处。由于疫情减少了生活中的干扰，他们中的许多人抓住这个机会试着更好地理解自己、理解自己的生活和人际关系。当然，这并不单单是一个机会。其间由于缺乏娱乐、难以排遣，许多人的症状有所加重——比如噩梦、闪回、对现在和过去愈发感到恐惧与愤怒，更不要说他们的人际关系变得多紧张了——有的人开始质疑自己与伴侣之间的关系，单身的人则有孤独和备受忽视之感。在这个过程中，尽管不得不面对所有的失去和不确定，许多人依旧找到了成长、改变和应对的方法。我在这里说的方法不是学习烘焙（当然，如果你学会了烘焙,那也很好)。我发现,无论情况有多艰难,人们都会找到恢复的办法——即便只是设法活下去,勉强渡过难关,这也足够了。

我不会在后文中再提及此次疫情。我更愿意想象你生活在这样一个世界里——疫情或其他类似的社会危机已不再是你的负担,这一切在你那儿已经成为过去式,被你抛诸脑后。我知道经历这种事件或其他灾难会在所有人心中留下伤疤。对创伤幸存者来说,这些伤疤还会和已有的创伤叙事交织在一起,哪怕那些叙事并不连贯。无论是否在疫情中失去了挚爱亲朋,我们都需要很多年来理解和消化这场疫情,更不要说哀悼自己失去的一切了。但是,请别忘了心理韧性(Resilience)这种品质是可以自行培养起来的,它能让你熬过最艰难的逆境,无论生活有何变故,它都能增强并维持你的身份认同和自我价值感。

开启你独一无二的旅程

尽管创伤经历和幸存者一样是复杂多样的,但我仍希望书中大部分内容能引发你的共鸣,希望你能获得被理解、被关注的感觉,减少一些孤独感;也希望通过我们共同的努力,你能找到真正的自己,从创伤手中夺回本就属于你的身份认同。

CPTSD 与 PTSD

第一章

朱莉（Julie）是一位即将 30 岁的女性。她聪慧迷人，为人体贴、感觉敏锐，从事帮助他人的护理职业。在工作中，她常能凭直觉察觉他人的需求，这是她的一大优势。虽然她在生活的这些方面很成功，但她的过去一直困扰着她。她成长于一个父母对她漠不关心的家庭，在很小的时候就经常被撇下，长时间无人照看。要么，她就是被交给看护人员照料，而他们并不会全心全意地为她着想。年轻的时候，她经历了不少令人难以接受的压力事件，譬如有一场天灾摧毁了她的家。她还经历了一些人际关系上的背叛，例如与不尊重她边界的恋人交往。

虽然朱莉有很强的心理韧性，但是她仍在与侵入性记忆作斗争，那些记忆里满是她不愿回想起来的事。虽然她尽力保持乐观的生活态度，但依旧时不时会被强烈的焦虑和抑郁情绪所淹没。有时她甚至怀疑生活是否应该这么艰难。虽然她也有很多朋友和熟人，但这些人常常令她感到失望。她常想到底是她运气不好，还是她看中的人不行。朱莉的体贴也让她觉得自己应该对一些事情负责，即使那并非她的过错。有时，她会担心自己的情绪太过强烈，担心自己的情绪表达在某些情况下太过夸张。她常困惑于如何才能最好地应对她觉得不公平的情况，在她看来，她永远不确定自己是采取了必要的立场，还是反应过度了。

你可能在朱莉身上看到了一些自己的影子，请明白你并不孤单。我介绍的关于朱莉的种种情况，都是受 CPTSD 影响的人们通常会有的表现。

你可能很熟悉 PTSD，近年来可能也听说了不少关于 CPTSD 的消息。本章将探讨什么是 CPTSD，以及它与 PTSD 有何区别。CPTSD 的症状似乎很难用心理学领域中的老式标准（主要由男性主导）去理解。身为一名心理治疗师，同时也身为一名经历过创伤的女性，我为此感到很痛心。拥有创伤经历，会让人很难弄明白应该如何表达自己、保护自己，以及如何得到自己真正想要的东西。此外，我也希望通过这本书表达心理学界正在发生的变化——CPTSD越来越受关注的就是证据——你的挣扎有人看在眼里，它们很普遍，也能够被理解。此外，尽管你面临的挑战很艰难，但我们有办法让你获得更多掌控感，从而更好地掌控自己的生活，甚至重新找回你被创伤所夺走的那部分生活。

我们将从本章出发，踏上走出复杂性创伤的疗愈之旅，理解什么是CPTSD、它可能对你造成的影响，以及如何理解你自身和你的感受、想法和心态——这是改变创伤反应及其相关模式和影响的第一步。

什么是CPTSD

当你经历了一两件独立的创伤事件，或是给你带来难以应对的心理压力的事件后，就会产生"经典"或者传统意义上的PTSD。然而，复杂性创伤指的是人在一生中逐渐积累起来的所有创伤事件。许多患有CPTSD的人都在童年时遭受过虐待或其他不良体验。所谓虐待性体验，不仅包括人们一想到虐待就会联想到的遭遇，比如身体伤害和性虐待，还包括照料者利用自身权力进行的情感操控，或是有些人提及的背叛创伤（Betrayal Trauma）。例如父母管教孩子的方式是羞辱孩子，甚至从孩子的痛苦中获得快乐——当你信任、需要的人在明知有更好的做法时，仍然对你做出伤害行为，背叛创伤就发生了。其他有可能导致CPTSD的不良或痛苦童年经历，还包括严重的忽视、家庭成员遭遇重大变故、照料者有自杀或家暴倾向（或两者兼有）等。

患有CPTSD的人往往会反复经历暴力、创伤或其他极端事件，这些事件大多始于童年，其影响通常会一直蔓延到成年后的生活中。这种蔓延目前已获得广泛的重视与研究，简要说来，如果你有创伤史，则更有可能在今后的生活中处于受害者的位置。

以往我们对复杂性创伤不够重视，也缺乏了解。多年以来，经历复杂性创伤的人总被告知患有人格障碍，特别是边缘型人格障碍（Borderline Personality Disorder，简称BPD）。这种处理方式会带来一些问题。拥有复杂性创伤的人知道，人格障碍的诊断并不符合他们的自身情况，因为这意味着那些原本只是面对创伤的反应，却被看作他们人格上的问题——这只会令状况雪上加霜。此外，给CPTSD贴上人格障碍的标签也是一种侮辱，因为这么做否定了创伤幸存者惊人的心理韧性。要知道，应对机制和应对压力的方式通常都是环境的产物，而不是人自身有何问题。

疗愈不仅需要自我反思，还要注意觉察与不太为你着想的人相处时的一贯模式。为了详细说明这一点，让我们来听听一位来访者的感悟。他花了很多时间思考自己的生活和困境，他告诉我："我知道有些事情问题在我，我做事有时可能激怒了别人。但我也知道这个问题不是我一手造成的，身边的人也有责任。在我的生活中，有些人会对我进行情感操控，不怎么把我当一回事。现在我的态度是，我不仅要处理好自己的问题，也要分清楚哪些事我可以忍，哪些事不能忍。"换言之，人们有时会突然发现生活中有人在虐待自己。

我们相信，经历过复杂性创伤的人可以好起来，也能够好起来，但这一切始于实事求是的精确诊断，而非随意地将其进行病态化处理。这项工作尽管进展缓慢，却正在缓步得到落实。尽管最新的第5版《精神障碍诊断与统计手册》（The Diagnostic and Statistical Manual of Mental Disorders，DSM-5）尚未收录CPTSD，但世界卫生组织最新发布的第11版《国际疾病分类》（International Classification of Diseases，ICD-11）

中已经明确定义了 CPTSD 的诊断标准。近年来，许多心理学家、医生和其他心理健康工作者也都开始深度理解创伤给人带来的终身影响——然而，在这种转变彻底到来之前，我们无疑是有负于来访者的。

你或许就曾遇到过这种情况，心理健康专家没能对你的情况做出恰当的判断。出现这种情况，通常是因为创伤不是由一两段独立的创伤经历所造成的，而是源于最本质的人际关系（拥有或曾经拥有的依恋）。这些关系通常是你在童年或成年后建立的长期关系，它们塑造了你与他人（还有你自己）的互动方式。这其中也有值得你庆幸的地方，那就是人际关系既可以伤害人，也可以疗愈人。

请让这本手册成为你疗愈之旅的开始。它可以帮助你应对你所经历的复杂性创伤，以及你感受到的焦虑、恐惧和愤怒，让你能够开始与他人、与自己建立起更牢固的关系，并从中获得真正的支持。

CPTSD 和身份盗窃

复杂性创伤的核心，与人的身份认同息息相关。人在童年时期需要一个安全的环境，这点似乎不言自明，要是你没有感受到关怀，那就说明你所在的环境并不理想。创伤和其他负面体验会使人无法专注地和自己的内在建立联结。这意味着，不曾反复经历创伤的成人和患有 CPTSD 的成人，将体验截然不同的世界。在通常情况下，没有 CPTSD 困扰的人知道自己想要什么，也能决定自己要过怎样的成年生活。他们可能更容易和各式各样的人和睦相处，不会太在意别人的看法，并可以毫无畏惧地进入一段关系。一般来说，他们能辨别什么样的关系是有害无益的，察觉其中不对劲的地方，纵使艰难也能抽身离去，尽管这对他们而言同样是痛苦的。

归根结底，两者的区别在于对自己的想法和感受抱有多少自信。如果我们能清楚地认识自己，就能根据自己的需要，采取行动进行自我照顾。然而，创伤会让人丧失相信直觉的能力，而这只是创伤剥夺身份认同的一种方式。

创伤始于童年，其间孩子的"任务"就是学习如何应对各式各样的情绪，区分什么是自己的想法、什么是他人的想法或感受。如果环境不能让孩子感到安全，他可能就无法完成这几个基本方面的学习。创伤循环会从多方面影响他的自我意识，图 1 展示了这个循环过程。阅读本节时，请评估哪些内容可能对你有用。

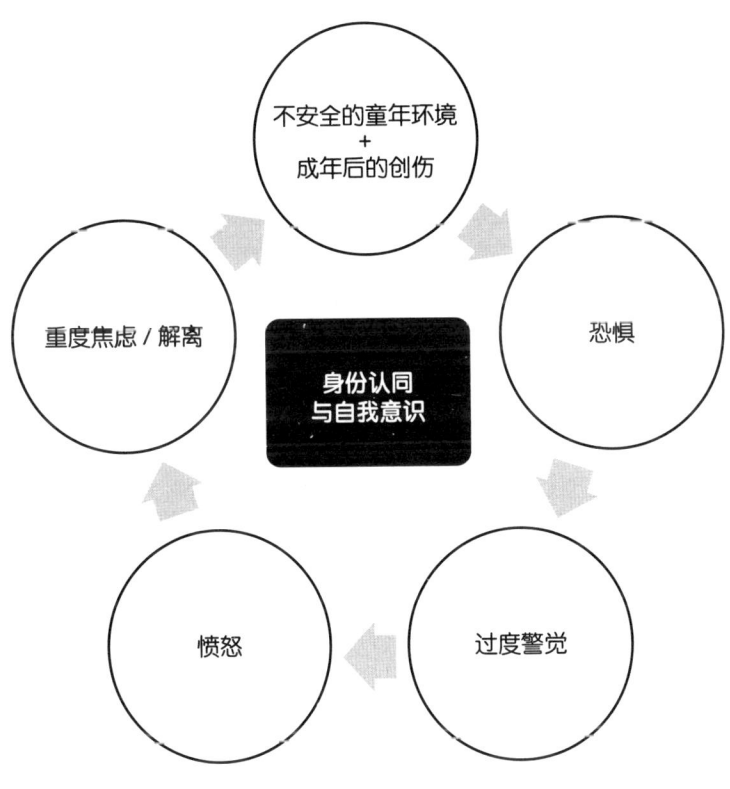

图 1　创伤的人际循环

图 1 展示了身份认同和自我意识深受围绕在其周围的所有因素的影响。不安全的童年环境以及成年后可能经历的其他创伤事件会引发恐惧，而恐惧会进一步导致过度警觉——即高度关注周围发生的事情和自以为可能存在的危险。在创伤事件自身特质和 CPTSD 高压的双重作用下，另一个合理而常见的结

果便是愤怒。恐惧和愤怒所带来的重压往往又与强烈的焦虑感相关，这进一步可能导致解离——这是一种心理上的崩溃或割裂，使人很难感觉到连贯的自我意识——进而触发或恶化整个创伤循环。

最终，童年创伤和反复的虐待性体验令人心生畏惧，如果不设法应对，这种畏惧便永远不会消失。恐惧有很多表现形式。有时，它主要反映在躯体上，通常表现为身体疾病，而慢性压力和身体过度警觉带来的生理影响会加重病情。恐惧也会体现在心理上，比如焦虑、焦虑反刍和恐慌发作时的极度焦虑。有时，我们用过度警觉来掩盖内心的恐惧，倾向于关注外界，持续追踪周围环境发生的一切。焦虑甚至也能引发解离，即在面对压力事件时，断开与自己内心的连接（解离尤为可怕，我会在后文详细探讨）。

人们在经历复杂性创伤所留下的恐惧后，会发展出多种应对机制。有些人在童年和成年时期都反复经历了不良体验，他们可能会非常关注别人的想法和感受。其实，关注他人的想法和感受并非没有益处，它们能帮助我们理解他人，那是同理心的根源所在。它们也能成为我们职业生涯的助力之一。想想看，要是医生、护士、律师和心理治疗师都能努力地去了解需要他们帮助的人的想法，那该有多好！即使只是发型师，如果他能理解你，你也会忍不住想和他多聊两句吧。

不过，如果你深受复杂性创伤的折磨，可能就会过分关注他人。你可能会花大把时间去琢磨别人脑子里的想法，而弄不清楚自己的真实想法。这是创伤进行身份盗窃的一种方式——如果你一味关注别人想从你这儿得到什么，创伤就会剥夺你做自己的机会，让你无法成为你本可以成为的模样。当你沮丧或失望的时候，这种情况可能还会变本加厉，让你越发执着于关注他人。这将导致你在一段关系出现问题时无法好好照顾自己，这些事情会阻碍你建立强大而连贯的身份认同。简而言之，创伤会致使我们过分专注于他人和恐惧，无法思考我们是谁，以及想成为怎样的人。

理解你的创伤症状

这个测试能帮助你评估 CPTSD 症状，以及 CPTSD 对身份认同（即认识自己的能力）产生的影响。如果你有过以下体验，请打钩：

○ 我有羞耻感或内疚感。

- ○ 我有无意义感。
- ○ 我难以控制强烈的情绪。
- ○ 我经常产生自杀意念和自杀情绪。
- ○ 我感到麻木，与他人脱节。
- ○ 我有被过度刺激而无法平静下来的感觉。
- ○ 我的注意力一阵阵地不集中，容易"走神"。
- ○ 我有健忘症，容易丧失对某些事的记忆。
- ○ 我有诸如头痛、头晕、胸痛、胃痛等躯体症状。
- ○ 我认为自己服用的药物比一般人多，或者我使用药物来麻痹自己。
- ○ 我试图不去思考某些想法、记忆或影像。
- ○ 我处于一段受虐的关系模式中，却难以离开。
- ○ 我会表现出夸张的震惊反射，有人从背后靠近时我会吓得跳起来。
- ○ 我认为自己承担的风险超乎常态。
- ○ 别人（或我自己也）认为我太过愤怒、急躁，充满戒备。
- ○ 我不信任人际关系，即使这段关系没什么值得怀疑的。
- ○ 我过分信任某些明知有些危险的人。
- ○ 我总觉得自己经历了很多不好的事情，其中细节自己可能记着也可能忘了。

- ○ 我不愿回忆某些创伤事件，或出现闪回。
- ○ 我觉得自己千疮百孔，或于人有害。
- ○ 我有个真实的感觉，或觉得自己不像个人。
- ○ 我有麻木感和错乱感，可能导致自残/自伤/进食障碍。
- ○ 即便我不愿去想，有些想法或记忆仍会猝不及防冒出来。
- ○ 我会做噩梦。
- ○ 我一生气就"断片"，气急败坏或大发雷霆后不记得这些事。
- ○ 我分不清某些事情是否"真的"发生过，担心是自己"编造"的。
- ○ 我对一些事情抱有强烈恐惧，比如我害怕来坐公共交通工具、害怕被困住、害怕去看医生等。
- ○ 我有慢性或重度焦虑。
- ○ 我觉得自己很失败，毫无价值。
- ○ 我难以选择自己的职业。
- ○ 我难以和他人或团队合作。
- ○ 我总认为人生没有意义。

以上体验你勾选得越多，你就越有可能存在CPTSD症状。

这张清单旨在帮助你思考这些症状，思考它们对你的生活产生了怎样的影响。如果你想要获得正式的诊断，请咨询专业人士。

评估你的经历

你可能已经发现了，CPTSD 的症状既包含我们通常认为的"传统"PTSD 的症状，还涉及一些已经融入我们性格中的东西。有时我们能意识到这些，有时则并不完全能。例如焦虑和愤怒通常是恐惧的表现，有时它们只是我们体验到的感受，但我们甚至不知道自己有多焦虑或愤怒，直到有人或有心理治疗师提醒我们。你或许不会意识到那种焦虑或愤怒的核心是恐惧，并且正是你以前遭受过的创伤促成了这种恐惧。

拿我的来访者简（Jane）来说吧。她收到了一则工作反馈，说她不善于团队合作。她自己也注意到了这一点，用她的话来说，她一旦受挫就会很快"搞砸一段关系"。但还有一种情况也同样常见，那便是紧张的人际关系会让她失忆，她确实没法记起以前发生的某些互动。有很长一段时间，简都认为自己"难以相处""喜怒无常"。直到她以往的部分经历被判定为具有创伤性，她才意识到自己总是先对某些特定的东西感到紧张，然后才发生了那些不愉快的事。

这似乎令人震惊,原来我们可以一边感到焦虑或担忧,一边对此毫无自觉,这种情况远比想象的常见。我有一位同事,每当别人叫她名字或从背后接近她,她都会吓得跳起来。她满脸惧色,心跳加快,呼吸急促,有时甚至还开始冒汗。但她竟对自己的惊慌毫无察觉,丝毫没有意识到这种焦虑情绪,因为这已经成了她的一部分,是她的自然反应。

在此,我又要讲讲 PTSD 与 CPTSD 的区别了。患有 PTSD 的人通常都会记得他们经历的创伤事件,哪怕他们深受困扰。如果他们做出像我同事那样的举动,或许大概率能将这种行为(即过度警觉和夸张的震惊反射)与某个创伤事件联系起来;但患有 CPTSD 的人没有这种自觉。由于 CPTSD 会影响你的身份认同,其后果之一便是你可能不认为自己是一个受过创伤的人。相反,你还会认为自己"难以相处""喜怒无常""惹人讨厌",哪怕是在背地里、在内心深处,你也会为这些问题责难自己。抱着这样消极的看法,你很难理解自己真正的想法、感受和需求。然而,如果你能将自己视为一个创伤经历者,为此习惯了某种特定的行为方式,那么理解自己就变得简单多了。因而,有些人对自己的情况缺乏自觉,也不理解这些症状,这一切都是有迹可循的——为了对抗他们最初遭遇的外在侮辱和威胁。

有时，患有 CPTSD 的人很难知晓并理解什么是对自己有意义的事物。他们通常很擅长发现别人的需求，但那是以放弃了解自己的需求为代价的。因此，你可能很难认清自己的价值，确立自己的目标。而且，即便你真的确立了自己的目标并实现了它们，可能也不知道自己是否为此感到开心。

我曾与数十位患有 CPTSD 的专业人士共事。他们告诉我，不知道自己为什么从事现在的职业。有人认为目前的工作能帮助他们摆脱贫困，还有人认为受人尊敬的工作能给他们带来快乐，或者干脆是身边的人希望他们能从事体面的工作。不管如何，他们的内心深处并不快乐，觉得自己的生活似乎并不属于自己。这是身份盗窃给有创伤史的人造成的另一种影响。虽然你表面上可能看起来还不错，但内心充满困惑和迷失感，使你无法认识自己真正想要的，也无法确认已经获得的成就是否真能让自己满足心愿。

有一点，我希望能够引起大家重视：出于多种原因，人们会表现出各式各样的症状，但不是每件事都与创伤有关。如果你患有 CPTSD，你可能会隐约知道自己曾经遭遇了一些事情，但其中有些事是模糊不清的,而有些创伤事件你能连细节都记得一清二楚。归根结底,我写这本手册的目的不是想告诉你,你经历了什么。应对 CPTSD 不是非得深究创伤,也不是非得将你面临的每个困境都与曾经的创伤经历联系起来。CPTSD 会让人无法将症状与创伤联系起来,这与 PTSD 正好相反——记住这一点就行了。但对于疗愈 CPTSD 来说,这一点并不是必要的。

针对上述症状,我提出的应对方法是直接处理当下存在的问题和状况。对患有 CPTSD 的人来说,回顾和重温过去不一定是好办法。这种方法或许对某个人、某件事有用,但对患有 CPTSD 的人而言,他们的一生经历了多次创伤事件,其中有太多因素需要考虑,我们的最终目的是改善他们的状况,但没必要非得回到过去处理每一个创伤事件(这一点我会在下一章另行详述)。

理解 CPTSD 症状的独特之处

传统的 PTSD 症状包括以下四种体验:

1. 侵入性症状,例如反复多次或突如其来地出现有关创伤事件的记忆，包括噩梦；

2. 回避症状，例如试图回避与创伤有关的感受、想法或记忆；

3. 思维和情绪变化，例如难以回忆起创伤事件的某些内容，对过去觉得有意义的活动失去兴趣，难以表达情绪；

4. 过度唤起症状，例如易怒、自毁行为和过度警觉。

CPTSD 不仅包含上述 PTSD 症状群，还另有三种症状——情感或情绪失调、人际关系紊乱，以及通常所说的自我组织障碍（即消极和情绪失控）。此外，许多症状还存在社会背景因素。例如，我们根据自认的性别来适应社会生活的方法，可能会影响我们自身的调节或失调过程。想想那些不幸却又始终存在的例子，例如身为女性或表现为女性的人和身为男性或表现为男性的人，两者在攻击性表现方面存在明显差异。作为女性成长起来的人可能在成长中受到大量劝阻，"不要去感受或表达愤怒"。这为失调埋下了种子，因为当愤怒出现时，她们很难去识别，也不知道该拿它怎么办。而作为男性长大的人，在成长过程中可能得到了大量鼓励，他们更倾向于展现自己的愤怒，甚至是用缺乏善意、于人于己都毫无帮助的方式。不过，如果是跨性别者或非二元性别者，他们的教养、自认的性别角色和失调障碍之间的关系则无法用这样的二元术语来概括了。很多时候，他们激烈的自我斗争正是源于这些性别期望。此外，系统性的种族主义也导致仇恨犯罪和暴力行为在许多受种族主义侵害的群体中有所增加。对于非白人群体而言，这些日益增长的威胁可能进一步提高了创伤事件在成年和童年时期的发生率。

触发与应对

1. 试着把令你情绪失控的情况写下来。是否有一些特定的情形能触发你的情绪，或让你感觉受到刺激，也许它们大大超出了它们的实际需求。

_____

_____

_____

_____

_____

2. 当你生气或倍感压力时，通常会如何应对？你的应对策略对你的健康或人际关系有影响吗？

_____

_____

_____

_____

无论是在亲密的还是在疏远的人际接触中，患有CPTSD的人经常会对他人感到失望。你可能会觉得，自己认识的大多数人都或多或少没达到自己的期望，或者没做成你希望他们做的事情。最糟糕的情况是，你可能会觉得人际关系的代价高昂而回报惨淡，生活中没有人值得你完全信赖。尽管人际关系确实都包含幻灭的因素，但这些感受会让你怀疑世界上究竟还有没有一个足够好的人。在这种幻灭状态下，你可能会忘记有些关系给你带来的好处是多于坏处的。

归根结底，侵入性症状、回避症状、过度唤起症状，以及出现消极情绪和消极认知都会让你对自己产生负面感受。最终你会变得难以从心底认同自己本质上是一个很好的、很有价值的人。

疗愈的重点是什么

如你所见，PTSD 和 CPTSD 都表现为多种症状。这似乎令人困惑、手足无措，不知到底该重点关注什么。很多人都和我提到过这种感觉。心理治疗师对疗愈创伤有不同的理念和不同的方法。例如，暴露疗法的支持者坚信疗愈的关键在于解决回避反应，他们会引导你直接面对创伤记忆，让你学会承受随之而来的感受。有些临床医生认为，唯一的疗愈方法是回顾与重温早期的关系创伤。还有些专业人士则主要针对你现在面临的问题，协助你学会相应的应对技巧。其中最重要的是，所有这些应对创伤的方法都有数据支持（不过探索如何将这些方法应用于 CPTSD 的研究还比较少）。我个人认为，创伤幸存者需要找到适合自己的方法。

不同的技巧适用于不同的人。在本书中，我将介绍一种应对复杂性创伤的思路，它能帮助你学会一些实用技巧，应对你如今正在面对的 CPTSD 症状，从而减轻这些症状对身份认同的影响。此外，它要着重解决的是我认为创伤所犯下的最恶毒的罪行——身份盗窃,即创伤症状剥夺了你了解真实的自己和生活需求的能力。我们将专注于培养你的情绪调节技能和更好地了解自身想法的能力,这样你就能重新找回自己的身份:感知你是谁,以及你想要什么。

我们还会触及一些你正在进行激烈斗争的主要问题,比如那些你逃避的容易触发你反应的情境、物质过度使用,乃至可能让你感到绝望和无助的情况。

正如我之前提到的,心理学领域过去对 CPTSD 相关问题的根源存在很多误解。这要从心理疗愈的起源,西格蒙得·弗洛伊德(Sigmund Freud)和 20 世纪的精神分析说起。一直以来,我们始终强调要让创伤幸存者(你可能会感到惊讶,这些人正是弗洛伊德的首批患者)讲述他们的故事。但他的这种疗愈方式造成了深远的负面影响,致使精神分析未能发展为原本预期的样子。

在弗洛伊德最初的报告中,他认为他的患者(全是女性)都曾受到照料者的虐待。但由于他疗愈的都是同僚的已成年女儿,这种说法经证实站不住脚。于是,继第一本书完成之后,他调整了自己的理论,提出那些自认为受过创伤的女性分不清幻想和现实——他改写了那些女性的故事,并将之合理化。如你所想，这在很长一段时间里改变了心理学领域，许多人因为心理治疗师不相信他们所遭受的创伤和虐待经历而受到伤害。

不过，弗洛伊德的理论也不乏贡献，比如他认为当下总是对过去的重复，无论人们愿不愿意，人的潜意识始终活在创伤里。依据我的临床经验，这意味着我们可以直接处理当下困扰着我们的感受，不必深挖不愿触及的过去。但有些心理治疗师在疗愈创伤时采用的是相反方向的方法，他们和弗洛伊德一样，当他们的来访者分享创伤经历时，他们会视其为妄想，这无疑进一步伤害了来访者。

这导致心理疗愈自出现以来一直存在两种情况，一是注重让创伤者讲述自己的故事（再次重申，这种做法既非必须也未必有用，特别是对疗愈复杂性创伤而言），二是创伤者信任的治疗师可能对创伤者的叙述心存怀疑。我希望能够修复这种疗愈带来的伤害，为此我提出了一种清晰可靠的方法帮助创伤者摆脱痛苦——关注你当下的症状，把你从探索过去的压力中释放出来；那些过去的经历可能还存在于你的记忆中，也可能已经烟消云散了，它们可能太过陈旧已不值得修复，也可能被挖掘出来反而会造成二次伤害。容我重复这句重要的话：无论我们是否愿意，我们的潜意识始终活在创伤里。倘若果真如此（我认为确实如此），疗愈创伤的重点直接放在处理我们当下的人际关系上就行了。因为无论是和老板、父母、宠物、邮递员、超市店员的关系，还是我们现在拥有的一些感受，都会带有一些过去的回响。我们不一定非得回到过去才能继续前行——毕竟如果要这么做，就必须小心行事。下一章我们将继续详细探讨这一点。

小结

创伤夺走了我们的身份认同。它干扰了正常的成长，让我们变成了一个与自己的本来面貌不同的人。如果你能直面诸如恐惧和愤怒等感受，理解自己经历的创伤如何引发了这些感受，就能恢复过去的身份，还其本真。在这个过程中，你未必需要接受大量的创伤疗愈，我会在后文简单介绍创伤疗愈的下一阶段。在本书中，我们要研究的是如何理解我们的想法和感受，调节情绪，并在身边建立起健全的支持系统，进而过上我们想要的、健康、快乐的生活，活出真正的自己。下一章，我们将看到我们的身心会对创伤做出怎样的反应，以及面对生活中的困难和压力事件时，生理反应如何深刻地影响着我们的感受。

第二章

挥之不去的怪物：
探索并战胜恐惧和愤怒

☺ × 😐 × ☹

读到这里，想必你已经有了一个大概的认识，即复杂性创伤的概念是否适用于你，以及它的症状是否或多或少地扰乱了你的生活。本章将更加深入地探讨受 CPTSD 困扰的人表现出的两种主要情绪：恐惧和愤怒。你或许会发现自己也有其中的某种情绪，或者两种情绪兼而有之。在这一章，我想告诉你这两种心理状态都很重要，并且它们紧密相关。

你很可能已经有所了解，创伤包括生理现象和心理现象（即创伤对身体和大脑的影响）。人类也是动物，身体和大脑会通过神经系统对创伤做出一致且可预测的反应。要分析创伤，就有必要了解身体和大脑发生了什么，因为受过创伤的人往往会重复那些根植于他们大脑功能中的模式。了解了身体记录创伤的神经生物学过程（即把创伤与身体联系起来），你会更容易理解为什么有必要为自己营造安全感，学习更健康的应对技巧，并建立起强大的社会支持系统。所有这些都能打破CPTSD目前困住你的模式，也能为有些人说的"创伤疗愈"（即深入探究关于创伤经历的记忆）做好准备。你可能不一定对创伤疗愈有兴趣，但相信你在阅读完本章和本书的其他内容后，可以自行判断它是否于你有益。

首先，让我们探讨战斗、逃跑或僵直反应，现在通常称作下丘脑-垂体-肾上腺（The Hypothalamic-Pituitary-Adrenal，简称HPA）轴反应。从这一反应入手来解释创伤造成的生理影响会更细致一些。需要事先说明的是，尽管创伤可以从生理学和生物学的角度进行解释，但这并不表示你将永远如此，无法改变。它只意味着你在应对压力情境时，可能需要付出更多努力。

从神经生物学角度（创伤的脑和身体基础）探讨创伤后，我会介绍一些练习方法，帮助你识别和管理生活中出现的恐惧和愤怒情绪。我们的探索或许可以解释发生在你身上的一些症状和体验。例如，为何有些看似很小的事情会激起你那么大的情绪或身体反应。许多人可能以为是自己有什么问题，但实际上，这是环境中的某些特定事物触发了他们的身心反应。本章将详细介绍如何管理具有破坏性的愤怒和恐惧情绪。另外，在本书的后半部分，我们将探讨学会管理此类情绪后，该如何建设性地运用情绪。

恐惧和愤怒：身体保存创伤的方式

压力影响着身心两方面。压力会激活自主神经系统的交感神经分支，进而触发身体的战斗、逃跑或僵直反应。这个系统影响着一些我们难以察觉的事，比如类似呼吸和心跳这类自发的活动。激活战逃反应具有进化价值，它能让人们在面临危险（例如被袭击）时积极备战或逃离现场。当我们的感官注意到风险，例如走在街上看到前面忽然蹿出一条蛇，此时专门负责监测风险的杏仁核会接收到信号，让大脑知道需要采取相应的行动。对患有 PTSD 或 CPTSD 的人来说，风险监测和激活应激反应的过程都可以自动发生。研究表明，人们事实上可以在不自觉的情况下被激活。

让我们花点时间思考一下，这些过程如何在创伤的语境下影响我们。

理解创伤触发因素激起的剧烈反应

1. 回忆一个最近令你很激动的情境。也许你当时震惊不已,也许你不知为什么自己变得很焦虑,也许你生气了,也许有人说了一些让你措手不及的话。写下当时发生的事情,并思考是什么外部事件刺激了你?

   _____
   _____
   _____

2. 你注意到自己身体的感觉或感受了吗?

   _____
   _____
   _____

3. 再次回想这件事时,你感觉自己是安全的,还是不安全的,抑或察觉不到自己的感受?

   _____
   _____
   _____

请记住，凡是过度激活（也称过度唤起），几乎都由身心脑的自主反应引发，因而我们有时真的分不清自己是否安全。不管你觉得自己的情绪有多复杂，请务必记住 CPTSD 多以身体反应为主。了解你的身体是如何像其他人的身体那样对创伤做出反应的，是疗愈的关键。这么做能让你不再责怪自己这个受害者，帮助你理解每当你过度唤起时，有很大部分原因是那超出了你的控制。理解了这一点，你才能学会更好地管理你的内在世界和外在环境的各个方面。

HPA 轴是一个激素/应激反应系统，这个系统通过神经反应来调节皮质醇水平。一个人的应激反应取决于遗传因素、早年的生活环境和当前生活的压力源。这三者结合起来会导致身体的激活、应激激素水平的上升和与焦虑相关的身体症状（例如呼吸急促、紧张和准备迅速采取行动）。如果你曾有过创伤经历，就会频繁触发应激反应。事实上，我们最终可能会处于一种慢性应激的状态中，从而损耗我们的健康。

有些人在早年生活中经历过童年虐待、慢性应激和混乱；成年后，这些问题依旧存在。HPA 轴反应可以帮助我们理解这些人的身体和心理问题为何会越来越多。让我们来看看 HPA 轴：

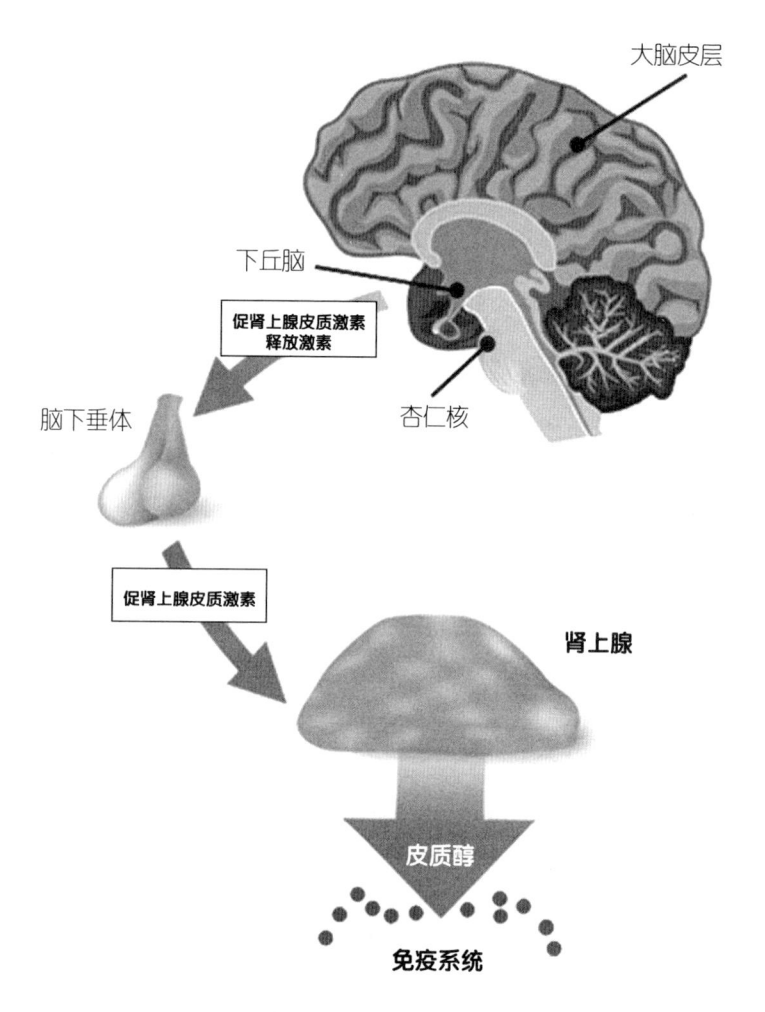

图 2　大脑和身体对创伤与压力过度的反应

如你所见，人体内的这一系列变化深刻地影响了我们的身心在面对生活中的负性事件时会受到何种程度的激活。当我们困惑于各式各样的症状（包括感受和想法）时，了解身体的变化能帮助我们理解自己，并对自己产生共情。例如，许多创伤幸存者都受困于他们难以回忆起自己的某些过去。让我们来看看达芙妮（Daphine）的例子：

达芙妮知道自己在小时候遭受过性侵，因为罪犯承认了自己的罪行。她也因此在十岁时被带离吸毒的双亲，被送到寄养家庭生活。虽然寄养生活可能满是考验，但对达芙妮来说，她觉得自己很幸运。寄养家庭不仅接纳了她，还想留下她。当她的父母失去对她的抚养权后，养母便收养了她。达芙妮和养父母家庭的关系亲密，几个和她一起长大的养兄弟姐妹之间也都相亲相近。申请大学时，她得到了很多支持，并最终靠着奖学金完成了学业，毕业后找了一份好工作。

尽管达芙妮已经 30 多岁了，事业有成，但她依然受困于噩梦、焦虑和绝望感。她在人际交往上存在很大的问题，尤其是和男性相处的时候。两性关系让她困扰，甚至无论男性对她表现出何种兴趣，她都会生气。她知道这多少有些不合理,但她发现自己一旦和男友同居,就经常被激怒。他的存在,包括他对她的爱慕,都让她担忧,让她火冒三丈。

后来达芙妮接受了心理疗愈,理智上她知道自己的反应可能和以前的性侵经历有关——可是她丝毫不记得当时的细节了,所以她总在怀疑那是否真实发生过。她对早期的童年生活大多已毫无印象,唯有一种奇怪却强烈的"空白"感,以及恐惧和疑惑。

遗忘创伤事件的所有细节是一种保护性的生理反应,这并不代表你有什么问题,也不代表你以为发生过的事情实际上并没有发生。研究人员认为 PTSD 可能会影响海马体(负责记忆的大脑结构)。有研究发现,抑郁症患者的海马体体积更小,这种情况也可能存在于患有慢性或周期性抑郁症的 CPTSD 患者身上。人们在感受到压力时,糖皮质激素和去甲肾上腺素会分泌并干扰人的情景记忆和外显记忆,这使人往往难以想起创伤事件的许多细节,如果一个人长期经历创伤就更是如此了。这也凸显了一个事实——你可能无法彻底想起一些创伤性记忆的所有细节,尤其是童年时期的创伤性记忆。首先,试图记起那些事件可能会引发强烈的身体反应，令人无法承受。此外，经历过创伤的人常常觉得自己必须回想起发生过的事，然而最新的研究结果表明这或许不太可能，毕竟这么做会给作为受害者的你带来更大的压力。因此，请牢记治愈创伤不需要重温所有的创伤性记忆，与此同时，恢复那些记忆也是不可能、不现实的。如果你像达芙妮一样，很难相信自己曾经经历的事情实实在在地发生过，那么请别忘了上一章我们提到的"身份盗窃"概念，CPTSD 会让你很难相信自己——而你应该相信你所知道的一切。

总之，重要的是知道在创伤造成的神经生物学影响下，焦虑和恐惧成了我们的一部分，也决定了我们应对压力的方式；这种恐惧表现为我们对他人和对自己的愤怒。因此，了解恐惧和愤怒的程度，能帮助你理解这些情绪，并运用这些情绪来找回自己的身份，成为你想成为的人。

让我们先来看看恐惧。下列练习能让你着重关注你的恐惧状态，以及这种状态给你造成的影响。很多时候，我们可能并不清楚恐惧对自己的影响有多大，直到我们不得不去关注它。积极面对恐惧是有帮助的，因为创伤幸存者往往会为他们不理解的反应或感受而责怪自己。因此，请想想这些问题：恐惧在你的生活中有何体现？它如何影响你和你所爱之人的相处方式？还有，你能做什么，不能做什么？

辨识日常生活中的恐惧

这份清单列出了恐惧及其引发的愤怒可能对你的生活造成的影响。请逐一阅读每一项，看看你是否有这些情况，如果有请打钩：

○ 我爱怀疑别人。

○ 我担心自己会被困在某处，尽管知道这不可能发生。

○ 我经历过频繁的惊恐发作，但没能查出任何医学缘由（比如甲状腺功能障碍、心脏问题或围绝经期症状）。

○ 如果被指出有什么地方做错了，我立马就会生气或不满。

○ 我被认为是"谨小慎微"的。

○ 我过分担心别人对自己的看法。

○ 我担心亲近的人会死亡，对此怀有一种强烈的恐惧。

○ 我被认为有很强的控制欲，或者自认为总在试图控制他人。

○ 我需要别人用和自己一样的角度看待问题。

○ 我有强烈的焦虑感，或脑子里不断出现"噪音"（有时听着像是"人声",仿佛有人在相互交谈或争吵)。

○ 我总能感觉到别人在想什么、做什么。

○ 我担心别人会闯入住所(即便你有坚固的门锁或可靠的安保系统)。

○ 我担心自己会被绑架,或者我的孩子、伴侣受到伤害。

○ 我恐惧乘坐飞机、火车和汽车,乘坐别人开的车时也悬着心。

○ 我害怕开车过桥,或者害怕开车本身。

○ 我过分担忧身体健康,担心感染疾病(感染新型冠状病毒肺炎之类的不算)。

○ 当伴侣或朋友看起来不满或愤怒时,我担心起因是自己做了错事。

○ 我非常担心别人生自己的气。

○ 我发现自己想纠正一些在自己看来不恰当的行为。

○ 我担心把孩子或宠物交给保姆后,会发生可怕的事。

○ 我把孩子的日程表安排得满满当当的,为的是对孩子的安全保有控制感。

○ 冲别人发脾气会让我感到非常焦虑。

○ 我在人多的地方会紧张。

○ 我担心别人都盯着自己看。

○ 我走在安静的街道上，会很紧张或焦虑。

以上选项你勾选得越多，恐惧就越有可能是你生活的一部分。

认识恐惧及其相关思维，是更好地控制这种常见（却常常被忽视）的情绪和身体状态的第一步。相信你和大多数人一样，也不愿去思考恐惧。创伤让我们难以应对那些使我们感到脆弱的情绪，而恐惧就是其中之一。

此外，经历过创伤的人往往都对恐惧习以为常，甚至意识不到恐惧对自己产生的影响有多大。如果说前文的清单能让你更深入地接触自己内心的恐惧，那么以下练习旨在帮助你进一步加强练习，应对恐惧和焦虑，把你的情绪分解成具体的感觉和想法，这样就能把这些情绪当成数据点来处理了。让我们先从恐惧开始。

应对恐惧

试着回想你会在什么时候感到恐惧。它可能表现为一种躁动不安的身体和情绪感受。由于恐惧通常发生在有他人在场的时候，所以我们将首先考虑可能会让你感到恐惧的人际关系。

1. 回忆最近一次让你感到很不安的人际互动。不必非得是什么大事，也许只是你的老板最近在你的工作表上临时加塞了一场会议，让你难以拒绝。当时的情况是怎样的？

   _____

   _____

   _____

2. 你对这一情况有何想法？例如，老板临时让你去开会，你可能认为他是想控制你或者有意让你措手不及，让你"去背黑锅"。

   _____

   _____

   _____

   _____

3. 事后，你是否发现自己有身体或情绪上的感受？例如，胃部发紧，或有愤怒、恐惧和焦虑之类的情绪。你观察到了什么？

_____
_____
_____
_____

4. 最终，我们所有的感受都会成为大脑用来解释我们所面临的情况的数据。无论是外部数据（具体情况）还是内部数据（想法和感受），你是怎么理解这些数据的？

_____
_____
_____
_____

5. 在以上第一个练习中，有些人在面对假设的"临时会议"的例子时可能不会想太多，还有些人可能会依据自己的感受和想法，认定准没好事，没准自己即将被解雇。如果你也对当时的情况做出了推论，那么你所做的判断是什么?

_____
_____
_____

6. 你是否想过就当时的情况而言,自己的反应是不是有些过激了?请写下理由。

_____
_____
_____

7. 当你下次再面对一个令你恐惧的情况时,可以做些什么来管理自己的感受?也许你还可以迎来一个建设性的结局,而不是一个建立在恐惧和焦虑之上的结局。

_____
_____
_____

相信你也能从自己的回答中窥见很多东西，比如你的身心是如何应对压力情境的，特别是在情况不明朗的情况下。感受是很重要的信息，它为我们提供了宝贵的数据，但最终我们的感受都要接受现实的检验，即它们往往都不可避免地带有偏见或只代表一时的情况，并不能全面解释某个具体的经历或事件。例如，在"临时开会"的情境中，你的本能可能是害怕老板要解雇你。但实际上，如果不去开会，你根本就不会知道会议的内容。你只要花点时间想想这个问题，就会想起自己之前的几次业绩评估结果都很好——意识到这一点后，你就会明白这次会议不太可能是什么坏消息。假设在这个情境中，你最终走进了老板的办公室去开会，结果可能发现老板要交代的事情非常普通——他明天临时要出差，所以想给你安排在他出差期间的工作任务。

处理这类情况的重点在于，我们要将所有恐惧和相关的焦虑反应视作重要信息，在思考这些信息时最好能不加评判。事实上，我们会用某种特定的方式来解释我们遇到的所有情况。以前的创伤经历往往会激化我们的情绪，让我们觉得眼下的情况比实际情况更危险。因此，认识恐惧是疗愈的第一步。通过学习这些知识，相信你能感受到力量，并且运用这些信息来帮你掌控自己面临的情况。

如果你已经认清了恐惧,那么现在让我们想想该如何解决这个问题。先从人际关系入手吧。

应对人际关系中的恐惧的策略

我下面要推荐的方法可能没法让你彻底摆脱恐惧,但是它们能够让你对恐惧开始感到好奇——如果你能对恐惧做出建设性的反应,就能明白与其把恐惧视作一种警报,不如把它视作一个数据点,让它协助你更好地掌控自己的生活。

首先,我将列举恐惧在生活中常见的体现形式,方便你在学习应对恐惧之初能够有的放矢地关注生活中的一些情境,而不是只能被动地做出反应。我专门留出了一些空白,方便你记下自己特有的一些恐惧反应。你可能会在以下时刻感到害怕:

伴侣说了充满敌意的话。

老板在工作时突然找你。

工作中得到负面反馈。

你觉得朋友没有在听你说话。

出租车或公交车司机态度粗鲁。

有人轻蔑地评价你。

你发现有人莫名其妙地盯着你。

伴侣似乎有意疏远你,又不告诉你原因。

_____

_____

_____

_____

_____

这个清单还可以列许多事项,但为了启发思考,我在这里只列了最常见的情况。

几乎每个人都遇到过对自己有敌意的人,但这并不代表人性本恶,只能说明我们有时会遇到有攻击性的人。事实上,随着年龄的增长,我越发确信每个人都需要学会应对自己感受到的敌意,无论这种敌意是来自他人的还是源自我们自己的。稍后我会介绍如何应对面向你自己的愤怒和攻击性，现在让我们先考虑担心别人对自己有敌意的情况，并寻找相应的解决方案。

首先，不要忽视愤怒。比如你的伴侣心情很糟，这表明对方现在无法和你进行情感上的交流，也有可能他们就是在生你的气。对患有CPTSD的人来说，这种在所有伴侣间都很常见的情况会让他们感到危险。觉察自己在面对这种情况时的恐惧很重要，因为这能让你更好地掌控自己的行为和反应模式。如果你没能意识到自己的感受是恐惧，可能就会事无巨细地干预你的伴侣和当下的情况，试图对他们施加控制。显然，这么做通常会引发冲突，搞得你自己莫名其妙。

以下是一些通常只会帮倒忙的反应：

1. 多次询问伴侣到底怎么了。如果你询问出了什么事，但对方不想告诉你，最好保持距离，给彼此留一些空间。
2. 认为伴侣在针对自己。除非对方直接告诉你，你惹他生气了，否则除了你的感觉之外（你的感觉可能不对），没有证据可以证明你惹自己在意的人生气了。他们可能在为成百上千件与你毫无关系的事而烦恼，比如下班回家的路上堵车了。

3. 让形势升级为争吵。人们经常靠激怒他人，来弄清他人心中"真正"的想法。这种做法可能乍一看有些道理，但最终只会给伴侣不断施压，让对方情绪爆发。如果你能更冷静、更讲求策略地应对这种情况，结果通常会更如人意。

4. 不给伴侣空间。恐惧会让我们对他人施压，要求对方向我们敞开心扉，这样我们就不必独自为自己的感受而焦虑了。这种冲动同样是可以理解的，但这么做只会让我们与真正想要的东西背道而驰，让我们无法接近自己担心的人。

患有 CPTSD 的人在面对意义不明的情况（比如有人心情不好）时，会用担忧来填补未知的空白，并认为自己可能又惹人不满或不高兴了。这种情况很难应对，你或许经常觉得自己必须得做点什么，必须解决问题才行。这种想法其实是想控制自身的恐惧，因为 CPTSD 容易让人通过别人来处理自己的情绪。虽然这种做法很常见，但通常都没什么效果，尤其是在你依旧心怀恐惧的情况下。最终这只会使你表现得怒气冲冲。

请想一想我们可以如何应对这些情况，比如伴侣对我们有所抱怨，或者我们在意的人做出了我们一时无法理解的举动——一言以蔽之，就是我们需要的人、关心的人做了让我们害怕的事。那么，有什么理想的应对机制吗？

1. 觉察你的害怕，明白获得这一信息的重要性。唯有先认识问题，才可能解决问题。

2. 控制你能控制的事。担心老板让你去开会，实际上是要向你发一通脾气？在等待开会的期间，你简直是坐立难安？如果是这样，不妨给你的老板发一封邮件，告诉他如果可以的话，你想了解这场会议的议题，并询问是否有你可以提前准备或帮忙的事。这种处理方式就很冷静，有分寸。一个有同理心的管理者会同意告诉你会议内容，哪怕他直到会议当天才回复你。

3. 留出空间。在亲密的人际关系中，我们尤其容易误解他人的负面情绪，总认为那和自己有关。这种担心很正常，但会让我们走上试图控制和管理他人感受的歧途。相反，更好的做法通常是单纯去留意他人表现出来的恐惧和敌意的迹象，当你发现这些迹象时，可以问问他们出了什么事，不要擅自猜测前因后果，也别按照你的猜想做自以为可以弥补对方的事情。但是，要是对方不愿意谈论发生了什么，那就保持距离吧。保持距离未必令人好受，然而给予对方空间通常都是最好的选择，毕竟大部分人不喜欢在有情绪的时候被人打扰。

我通常会鼓励来访者从现实的角度重新解释这些情况。例如，不要依据恐惧做出反应，比如暗忖"丈夫生气了，是因为我做了什么吗"，你可以将它重新解释为"他心情不好，不知道是不是和我有关，但我没必要假设问题在我，他现在看起来很烦躁很挑剔，显然他需要一点空间"。你甚至还可以花点时间跟对方反馈现在的情况，也许可以是"本来我想和你一起打发一下时间，但是你看起来状态不大好，可能你需要一些自己的空间，如果你想聊天我随时有空"。这席话足以向对方表明，你理解对方的现状，愿意给他们时间厘清自己的感受，之后也愿意和他们交流，如有可能的话，还乐意帮助他们。

1. 回想你最近遇到的另一个意义不明的情况，你对此感到害怕，可能采取了一些没法真正解决问题的行为。当时是怎么回事?

_____

_____

_____

2. 你是否可以采取一些不同的做法,在你能控制的部分控制局面,让自己能用一种冷静、有分寸的方式应对当时的情况,而不是受恐惧的驱使?

_____

_____

_____

3. 留出/创造一些空间是否会更有帮助? 与其尝试立马控制或管理对方的感受,或许不如鼓励自己和对方先休息一会儿,稍后再回来处理当下的状况? 抑或也可以用一种不予评判、不作反应的方式,请对方告诉你发生了什么,而不是自己胡乱猜测,甚至妄图解决。如果你的回答是肯定的,请写下你觉得比较好的说法,估计这么说后可能发生些什么。

_____

_____

_____

_____

我们内心的"电影"上演着我们遭受别人的埋怨或疏远后的结局，然而承认自己的恐惧后，我们就会意识到不必把别人卷入这样的情节里。当我们能意识到自己是安全的，那么在对方同意的情况下，我们就可以试着与之建立积极的联系；即使对方不同意，我们也可以保持距离。于是，我们就能逐渐控制我们所能控制的部分，而不再需要靠逼迫他人来获得控制感。

你可能已经发现了，我在练习中描述的一些内容与攻击性有关。例如，当伴侣疏远你时，你表现出来的可能不是恐惧而是愤怒，你会试图和对方争执，好让对方说出到底发生了什么。不过，CPTSD 的攻击性远不止于此。

当愤怒胜过恐惧

不论是研究 PTSD 还是 CPTSD，愤怒始终都是一个很复杂的因素，尚未被研究透彻。你可能会很惊讶，尽管愤怒在长达 24 年间（1987—2011 年）始终是 PTSD 的诊断标准之一，但仅有 1.5% 的相关研究文献探讨了愤怒和敌意的作用。这个问题重大得足以改变一些人的生活，却竟然只获得了少得可怜的研究关注。

愤怒相当难解。你可以把它看作所谓的次级情绪，例如有些人在恐惧时会表现出愤怒，这是因为后者更容易表达。我认为许多患有 CPTSD 的人就是如此，他们的愤怒往往是恐惧的体现。当你知道自己身上某些看似或感觉像是愤怒的东西实则是恐惧在作祟时，或许你就会更容易理解为何我们会说恐惧就是战斗、逃跑或僵直反应的另一面。如果你并不经常感到"恐惧"，那么你可能会发现自己习惯于用"愤怒"来掩饰恐惧、失望、悲伤和其他情绪。

一些患有 CPTSD 的人最终会陷入愤怒状态，这可能是因为他们对真实存在的或他们感觉到的威胁所能做的唯一反应就是攻击。在这种情况下，你可能看起来只是不能忍受与害怕相关的想法或感受，但你通常会对脆弱和无助抱有强烈的恐惧。此外，过分将生活中发生的坏事归咎于自己，也会让你一直陷在愤怒里难以自拔。这是因为愤怒会带给你强大的感觉，仿佛它可以保护你不再受到伤害。对愤怒的依恋也可能与复仇的想法有关，它会让你认为有人该为你的痛苦付出代价。经历过创伤的人会有强烈的控制环境的需求，这使他们缺乏灵活性，因为改变环境会引发内在的混乱感和过度刺激，他们必须立刻攻击扰乱他们的源头以阻断这些感觉。

如果你自己或你认识的人"控制欲很强"，你可能对前文所举的最后这种情况并不陌生。例如，阿米特（Amit）去朋友史蒂文（Steven）家吃晚饭，却发现史蒂文没有按照他希望的方式布置餐桌。阿米特显得焦躁不安，忍不住抱怨了两句糟糕的餐桌布置，史蒂文也看出来阿米特在竭力克制着把银制餐具按他喜欢的方式摆放的想法。这就是一个过度控制的例子。外在的某些东西映射出阿米特内心的混乱感，阿米特将外在环境当成获得控制感的一个渠道。

当然，经历过创伤的人有理由感到愤怒，但这不是一种理想的应对机制。愤怒会让你无法得到你需要的帮助，让你感到孤独和不被理解，进而加重 CPTSD 的症状。下面这个练习能让你思考愤怒给你的生活带来的影响。

辨识日常生活中的愤怒

1. 先来想想愤怒对你的影响有多频繁。

   你一天生几回气？勾选其中一个选项：

   ○ 0 回   ○ 1~2 回   ○ 3~4 回   ○ 5 回以上

2. 你最常感到的愤怒有多严重？

   用 1~10 分来表示，1 分代表轻度烦躁，10 分代表极度愤怒。

1	2	3	4	5	6	7	8	9	10
轻度烦躁									极度愤怒

3. 你是如何表达或感受你的愤怒的？勾选所有符合你情况的选项：

   ○ 自己生闷气   ○ 说出我的不满   ○ 对别人发火
   ○ 高声说话   ○ 扔东西   ○ 反复思索
   ○ 大吼大叫（如路怒症） ○ 哭泣   ○ 感到绝望
   ○ 心情郁闷   ○ 担忧或焦虑   ○ 变得疲惫或嗜睡
   ○ 其他_____

4. 你是否曾经担心自己的愤怒太过强烈？如果是，为什么你会这么想？回想一下自己的感受，还有从别人那儿收到的反馈。

_____

_____

_____

5. 你的感受或愤怒是否产生过负面的后果？想想你的工作或人际关系。

_____

_____

_____

6. 愤怒是否影响了你与他人的关系？如果是，请写下它产生了哪些影响。

_____

_____

_____

愤怒是一种强大的情绪，我们通常被告知要尽量减少和平息愤怒，因为它可能有碍于我们与他人和自己相处。这不无道理，我们确实该扼制可能会对他人造成严重伤害的愤怒表达方式。但与此同时，压抑愤怒，避免排遣和发泄，同样有害无益。如果你不让自己感受愤怒，就永远没有机会认识、理解，并最终摆脱愤怒。我们的最终目标是与愤怒对话，然后学会用建设性的新方式来管理它，以免自己在愤怒的驱使下做出一些长远看来有损生活的行为。

　　有一点需要特别注意：尽管有些 CPTSD 的患者存在一些较为严重的暴力行为，但大多数患者的攻击性都表现在言语上。最好能尽量避免言语攻击，但理由可能跟你想的不一样。我们若靠咄咄逼人来让自己称心如意，可能会对自己造成不亚于对他人的伤害。这么做不仅削弱了人际关系，大多数对他人展现出敌意的人也都为此付出了代价，他们会感到内疚、羞耻，乃至产生自杀的念头。因此，每个人最好都能学会控制和管理自己的攻击性冲动。话虽如此，我却不鼓励任何人压抑愤怒的情绪。首先，试图忽视愤怒和攻击性，只会让你更加难以在真正意义上解决这些问题。这些心理状态就像恐惧和其他情绪一样，都是很有用的数据点，可以帮你认识所处的环境中不对劲的地方，进而为自己发声。

管理愤怒：恐惧与愤怒如何相辅相成

前文我们介绍了愤怒和恐惧是如何分别发挥作用的，现在让我们看看它们结合在一起会发生什么。恐惧可以很快转化为类似愤怒的情绪，尤其是在亲密的人际关系中。我注意到，当所爱之人的行为令我们失望或费解时，我们有时并不会冷静下来，整理自己的想法，好好地与对方谈一谈——反而会擅自拿这些行为大做文章。这种互动非常常见，通常是为了控制我们自己和他人的情绪，它同时也会让我们搞不清楚自己的感受，尤其是当我们明明不想表现得咄咄逼人的时候。因此，关键是要把这些情况想明白，不要表现得像在挑事。

让我们来看一个常见的情境：

吉尔（Jill）发现她的伴侣杰克（Jack）有些暴躁。**每每**这时，杰克都会贬低她，甚至对她不屑一顾。吉尔察觉到杰克心情不好时，她觉得自己更该靠近他，而非远离他。吉尔没有给杰克空间，她认为自己需要和杰克谈谈，让他知道她有多失望。吉尔的行为看似充满敌意，但她实际上是想解决她脑海中的那些问题。她非常担心——自己是杰克烦恼的根源吗？杰克会离开自己吗？杰克不再爱自己了吗？

然而，让吉尔担心的主要原因往往是这样的："杰克似乎很生气，而我不懂得如何应对我自己的愤怒，所以无论如何，我必须让他的愤怒消失。"我一般会将这种行为称为"外包"（Outsourcing）。杰克的无礼可能激怒了吉尔——我们得承认，有时伴侣有权表现得无礼，我们所有人都有这种权利，尽管这会让周围人感到不舒服。吉尔没有设法管理自己的愤怒和失望，却把焦点放在了杰克的行为上。如果她在做这些事时表现得很有攻击性，并因此引发了争执，那么最终所有问题都会归咎到她头上——我称其为"持枪"。我希望你能记住这句话：不做那个持枪的人。

每当来访者跟我说起他们在人际交往上的困难时，我都会告诉他们这句警语，特别是对像吉尔一样，倾向于将情感需求和不安全感"外包"给伴侣而引发争吵的人。"不做那个持枪的人"，意味着你不会把局面从别人犯错转化为自己挑事。来访者陷入这种情况后，往往只会说起故事的后半截，比如"我冲我丈夫大发雷霆"。唯有听完事情的来龙去脉，我才能明白为何吉尔表现得这么具有攻击性。她对杰克的行为感到愤怒和恐惧，于是她表现出攻击性，想尽可能地控制局面。

很多人都会采用这种不太理想的方式来应对脾气暴躁的伴侣。实际上，我们可以学习管理自己的愤怒和恐惧，这样最终就不会为他人的攻击性担责了。在此之前，我们首先要知道自己何时在生气、为什么生气，然后试着学习和理解愤怒对于我们的意义。

愤怒是一种强烈而可怕的情绪，大多数人都希望摆脱它。但愤怒和所有情绪一样，是一种数据，也是一种宝贵的线索，它能指示你身处的环境中不对劲的地方。我们需要学会坦然面对愤怒的情绪，至少不要一上来就听凭愤怒行事，或者评判这种愤怒。留出时间去弄懂这种情绪的意义，例如深入探索一下你的恐惧，毕竟很有可能是恐惧导致了愤怒。为此，让我们先花点时间了解一下目前你所体验到的愤怒有多强烈。

强烈的愤怒可能是潜在恐惧的信号

以下任意一个原因或所有原因都可能引发强烈的愤怒，看看有没有符合你的情况的。

我生气是因为：

- ○ 我自己的愤怒情绪。
- ○ 别人的愤怒情绪。
- ○ 我感到困惑。
- ○ 我感到失控。
- ○ 我想要为我所受的苦报仇。
- ○ 我不满别人拥有的比我多。
- ○ 我不满我生活得比大多数人艰辛。
- ○ 别人不理解我。
- ○ 有些人做了不可接受的事，却没有得到任何惩罚。
- ○ _____
- ○ _____
- ○ _____
- ○ _____
- ○ _____

以上所有感受都真实反映了经历过创伤的人的内心感受。你可以在感受愤怒的过程中进行学习。我希望你能靠近你的愤怒，发现它想告诉你的事情，而不是认为你必须摆脱它。在这些愤怒中，有的愤怒是可以理解的，比如对不公正的愤怒、对那些犯下可怕罪行却逍遥法外的罪犯的愤怒，它们都是真实且重要的，我们需要去了解和接纳。不过，要是别人认为你表现得太过咄咄逼人，或者你发现你在气头上的行为不但于事无补还伤人伤己，那么你就需要学习管理你的愤怒了。

这里有一些技巧可以帮助你在生气时控制情绪。现在就来看看吧。

应对愤怒

1. 对愤怒保持好奇。感受你的愤怒，请记住情绪本身不会伤害任何人——除非以一种破坏性的方式去表达。

2. 如果为了报复或嫉妒而愤怒，那试着留意它就好。你有权拥有这些感受。别人生活得更轻松本来就有失公允，你不得不活在 CPTSD 中也有失公允。关键是确保你能运用感受来帮助自己，而不是伤害自己。

3. 愤怒往往喻示着悲伤和失望。试着想象你能否捕捉到那些悲伤和失望的感觉，试着和它们和解。

4. 愤怒能帮你整理你的感受。如果你对某件事感到愤怒，那你可能还为之困惑。请试试看能否厘清你的感受及其背后的原因。

5. 至于愤怒的行为，你可以在脑海里设想一下那个场景。例如，不要立马发出你写的那封尖酸刻薄、满腔怒火的邮件，先设想一下它会对你产生怎样的影响。记住，短暂的满足不等于长远的收获。

6. 你唯有通过身体反应，才能意识到自己的愤怒。留意自己的身体状况。愤怒对你的胃产生影响了吗？你是否气得绷紧了肌肉？怒火是否积在你的胸腔中，影响了呼吸？愤怒在身体里有许多不同的表现方式，不妨让你的身体告诉你，你有多生气、多紧张。

小结

愤怒和恐惧有紧密的关联，它符合创伤引发的神经生物学反应。虽然这些感受可能会让你觉得不堪重负，但它们是很好的数据点，能让你与自己的身心建立联结。其实，理解自己的感受就已经成功了一大半，毕竟要承认自己的愤怒和恐惧，需要很大的勇气。请记住，创伤是一种身份盗窃。没有经历过创伤的人可以尽情依循自己的感受生活，他们并不担心后果——起码不会像你那么担心。

而经历过创伤的你，确实有更多的感受问题有待解决。这或许未必公平，但这个过程会让你变得无比强韧。你可以拥有自己的身份，不再需要别人来定义你。你只需随时了解自己的感受，并评估这些感受是在帮助你还是限制你就好。

下一章，我们将探讨如何接纳和理解情绪，不再压抑它们。我们还会思考强烈的情绪是如何保护我们，乃至保护我们的人身安全的，同时学会约束一些较为剧烈的感受。

第三章 超越"情绪调节"：应对愤怒和恐惧的高级技巧

☺ × 😐 × ☹

如果你曾接受过心理疗愈，或曾读过介绍复杂性创伤的书，想必并不会对情绪调节感到陌生。情绪调节（又称情绪调整），大意是指人们可以选择不对外在情境或内在状态和感受做出反应，从而管理好自己的情绪。当你感受到强烈的情绪波动时，可以试着留意这些感觉，但不要立即付诸行动，平静等待它们慢慢平息就好，或者你也可以寻找一些建设性而非破坏性的应对之道。请重视这个概念，因为它攸关幸福，有助于维系我们与他人的关系，并最终影响我们对自己的感受。让我们先来看一个你可能很熟悉的例子。

单身的莎亚（Shaya）很重视和闺蜜的友谊，她将其视为一种精神支持。不过，莎亚很容易对有伴侣或者人缘很好的朋友生气，或者抱有嫉妒之情，她常会思考自己在她们的生活中到底有多重要。最近，莎亚觉得闺蜜温特（Winter）对自己很冷淡。于是，她就给温特发信息说，她不知为何觉得自己好像被疏远了。莎亚并没有立即收到温特的回信，于是她又继续给温特发消息。这一次她开始措辞严厉地攻击温特，将自己对温特的感受一股脑全发泄了出来，并认为自己受到了伤害。温特很快回复她说，自己感到很意外，也很抱歉伤害了莎亚。她告诉莎亚，自己最近没怎么和莎亚联系是因为生活出了一些状况，她还没来得及说。知道真相的莎亚为自己的咄咄逼人感到愧疚，她担心自己反应过度了，甚至还担心自己没能更加冷静地应对温特看似冷淡的表现，可能又加重了温特的生活负担。

这个例子或许能引起你的共鸣，毕竟这在人际关系里真的很常见，尤其是当你深受 CPTSD 困扰的时候。通常，当我们感到自己没得到重视、没受到公正对待或尊重时，会迫切地想让别人知道他们伤害了自己。如果对方真的这么做了，我们一般会希望对方能表达歉意。然而在这样的互动中，对方可能会感到相当意外，以至于他们根本想不起来要道歉。于是，本就有些棘手的局面就平白变得更加复杂、混乱了。

需要澄清的是，我无意否认每个人在面对人际关系伤害时的真实感受，但过激反应可能会让别人感觉不适，这会使我们难以得到自己迫切想要的东西——修复关系的办法。因此，本章我们将谈谈情绪调节，谈谈如何尊重和重视我们自己的情绪，同时也从理论和实际两方面来思考我们的情绪表达会给他人带来怎样的影响。

尽管如此，我认为在某些情况下我们确实需要强硬而果决地表达自我，并以此设下界限，顾全自己。在这章中，我们将学习什么时候必须这么做，以及如何这样做。让我们开始吧！

定义情绪调节

在《美国心理协会词典》（*American Psychological Association Dictionary*）中，"情绪调节"被定义为个体调节一种或一组情绪的能力。从根本上讲，情绪调节意味着有意识地监控自己感受到的情绪，评估周围情况以便更好地管理情绪，学会依据感受所传递的信息以采取可以带来积极结果的行为，并且在感受到特定情绪的当刻知道自己可以做出哪些应对反应。归根结底，在练习情绪调节的技巧时，核心要义是在面对来势汹涌的强烈情绪（如恐惧或愤怒）时，控制好脾气，克制对人对事的指责。

管理情绪表达的能力很重要，因为它能维护人际关系，也能避免在反应过度或向别人发脾气后对自己感到失望。情绪调节不可避免会有失效的时候，因而弄明白自己在情绪爆发后能做什么，与学习抵抗易爆发的本能一样，也是情绪调节的一部分。如果你对某件事的反应过于强烈，又没能认识或弥补自己的所作所为，那么别人可能最终会离你而去。在前文提及的莎亚和温特的例子中，温特很可能最后会认为莎亚不值得自己付出心力。这一点我稍后会细讲，现在让我们重点来看看为什么放任情绪会对我们造成伤害，而且这份伤害甚至丝毫不逊于它对别人带来的影响。

理解情绪并从情绪中学习可以保护我们

我们对其他人做出过激反应的同时，也会对自己感到失望。我们会不由担心自己是否太过强势和蛮横。在某些情况下，有人对此厌恶至极，以至产生了想要自毁甚至自杀的感受。我的一个来访者苏西（Susie）将自己遇到的这种困境形容为"把自己的一方天地搅得一团糟"。她认为这不仅伤害了她与别人的关系，也让自己的状况变得更糟了。苏西在责骂别人之后，陷入了极其强烈的愧疚感和低自我价值感中，这种感受对她来说很可怕。实际上她根本"罪不至此"，犯不上这样惩罚自己。

与许多患有 CPTSD 的人一样，苏西经常过于严苛地对待自己。即使有时我们确实表现得不尽如人意，对朋友、伴侣、同事过于蛮横，但我们并不必因此纠结自己是否值得继续活下去。在这种情况中，如果我们能应用一些情绪调节技巧，它们就可以帮助我们打破自我惩罚的模式，防止我们破坏本不想破坏的关系。

说到管理情绪，也许你立即想到的是远离愤怒，或者淡化愤怒。在这里，我们要探讨的是另一种方法：接纳愤怒。通过这种方法，我们能知道自己何时需要调节情绪、如何调节情绪，以及何时发出更强有力的呼声来保护自己，或是让别人了解我们的需求。我建议接纳愤怒和恐惧，这是因为根据我的从业经验，CPTSD 患者经常出于对自己行为的担忧而向我寻求帮助，他们是真的不明白当初自己为什么发怒。我们在上一章已经讨论过，愤怒的爆发通常对应了强烈的恐惧。因此，我们若是能留意愤怒，就能探索在那些强烈的挫败和怨恨之下是否潜藏着恐惧，进而能真正用建设性的方式应对我们的感受，而非一味地对它们作出反应。

回避愤怒与恐惧的倾向

许多人都想回避与愤怒、恐惧相关的想法和感受，这一点恐怕连临床医生和研究人员也难以幸免。尽管有关疗愈 PTSD 和 CPTSD 的研究卷帙浩繁，但许多专家尚未重视这些感受，乃至忽视了它们的存在。

正如我在前文提到的，在 1987—2011 年间的研究文献中，讨论愤怒和敌意的作用的文献非常少，大约只占 1.5%。然而研究显示，在接受 PTSD 疗愈的退伍军人中约有 75% 的男性和 45% 的女性报告了在临床上相当显著的愤怒症状。但如此高比例的愤怒没有在相关研究中得到体现。

这或许是因为那些看似充满怒火的谩骂指责，往往是伪装得很好的恐惧。但由于恐惧会使我们感到脆弱，这种情绪通常难以被人察觉。恐惧和愤怒经常被人忽视，或许还因为它们会引发我们的羞耻感。在某些情况下，这是因为我们成长的家庭环境不鼓励各种情绪的表达——尤其是那些看似具有破坏性的情绪，比如愤怒。此外，羞耻感也常常来源于创伤事件。我曾采访过某组织中的一些成员，他们都经历了一场大规模的暴力事件，一名武装分子向他们发起了无差别攻击。其中有些成功躲避攻击、逃过一劫的人，产生了身为幸存者的内疚感和其他各式各样的羞耻感；有些人从未有过如此恐怖的经历，他们发现自己当时竟害怕到极点后，对此感到羞愧不已；另一些人一时间没有意识到发生了什么，也没有意识到有人被杀害了，事后觉得自己很"愚蠢"，仿佛自己应该什么都知道。其次，羞耻也与强烈的无助感有关，例如在童年时期经历过反复虐待和忽视后所产生的那种无助感。拥有上述类似经历的幸存者，他们的内心深处常觉得自己一定是活该受到那样糟糕的对待。

羞耻会阻碍我们思考创伤事件及其相关的感受。因此，有时我们才会把过于强烈的感觉当作麻烦来处理，而不再去试着理解其背后的原因和潜在的情绪。这会令创伤幸存者觉得自己受到了指责——好像有问题的不是你的遭遇，而是你的感受。对此，请牢记这一点：如果你有情绪管理方面的困难，这也并不是你的错。毕竟，那些经常处于安全环境中的人不会困扰于我所说的上述困难。

让我们继续来看生气后把事情搞砸的常见情形吧。

把愤怒和恐惧当作重要的线索

1. 回忆上一次你因为他人感到受伤的情况。那个人也许是你的好友,也许是你孩子学校的其他家长,或者是你社交圈中一个不起眼的人。他做了什么事让你难过?

   _____

   _____

   _____

   _____

2. 你当时觉得他为什么会那么做?

   _____

   _____

   _____

   _____

3. 这件事是否让你产生了疑惑,比如:"他还好吗?""我是不是之前做了什么事情伤害了他?""他是不是为工作、家庭或者孩子的事忙得晕头转向?"写下你对此曾有过的任何想法或疑惑。如果没有,那么不带评判地留意这些思绪就好。

_____

_____

_____

_____

4. 你是否曾有这样的念头或思考过这样的可能,比如:"他对我的态度或许与我无关?""或许就是冲我来的。""我对他而言,或许并不像他对我那么重要。"如果你也曾想过自己是否/如何与他人所做的令人失望的行为有关,把你的想法写下来。如果没有,那么不带评判地留意这些思绪就好。

_____

_____

_____

_____

当我们遇到这些情况时，通常要做的第一步是向我们强烈的反应提问，想想它们可能有什么含义。这些疑问、想法和感受都很重要。当然，尽管在某种程度上，站在别人的角度来考虑问题会带来一些帮助，但我们不可能仅靠猜测就能得知别人的全部情况。当我们试图从别人的角度出发来调节自身情绪的时候，应当牢记这一点。

此外，我们在思考自己在事件中的所作所为之余，也要留出时间想一想别人是如何影响我们的。比如，你的一个朋友遇到了一些压力事件，你忽然见不到她的人影了，而她没有告诉你她很忙，只是作出一副好像只想和你通过短信联系的样子，而当你告诉她你生病了，她却置若罔闻。细想起来，你或许就会发现她很少在你们的交流中问你过得怎样，大部分时间她都在谈论她自己。你可能很难接受这个结果，因为你把她视作好友。但是由此并不难看出，你为何会很容易直接冲她发脾气，又很容易在付诸行动后感到后悔——因为你成了那个"持枪"挑衅的人。相反，如果你只关注自己的愤怒或其他感受，你就容易蒙蔽自己，不去如实地思考这段关系是否适合你。

归根结底，我们在调节愤怒和恐惧感受的时候，特别是在牵扯到其他人的情况下，最重要的是放慢节奏，倾听我们自己的想法和感受——如果它们很强烈，那意味着我们身处的状况可能不太对劲。需要说明的是，有一个神经大条的朋友并不会对你造成创伤，对有些人来说，这甚至不是困扰。我们可以选择结交各种各样的朋友。也许你认为自己不需要别人来倾听你的烦恼，但他们可能在其他方面让你颇有好感——比如你们双方的小孩很合得来、你们是很好的网球搭子等。只要你的期望合乎实际，就放心去维系这些关系吧。对于在成年和童年时期经历过创伤的人来说，日常人际关系里普普通通的情境就足以引发巨大的痛苦和混乱，但是没有创伤史的人就不会经受同等的混乱。我之所以建议放慢节奏，部分原因在于这能让我们意识到恐惧和愤怒等强烈的感受可以帮助我们，而且它们没准已经奏效了。

聆听你的愤怒与恐惧

回忆愤怒和恐惧曾给你带来怎样的帮助。例如，外出约会时发现对方给你不好的感觉，结果证明你的感觉是对的。或者曾有人公开嘲笑你，而你感觉你应该假装没有听到。又或者你向某人表达了你的需求或跟对方谈起了你遇到的问题，结果对方忽略了你或者转变了话题。

1. 当时发生了什么？你还记得自己的情绪或感受吗？

_____

_____

_____

2. 你当时做了什么反应？你是维护自己、破口大骂，还是被当时的情况所压制，什么也没做？

_____

_____

_____

3. 现在回想起来（别忘了你在本章学到的情绪调节方法），你觉得自己会做出不同的反应吗？如果会，你会如何反应？

_____

_____

_____

上述许多情况都很常见。知道如何应对这些情况固然重要，但更重要的是明白我们每每与认识的人接触时，一些重要的东西通过对方传递给了我们。我们要懂得倾听，试着去破译其他人或直接或间接地告诉我们的东西。此外，我们的愤怒、恐惧和慌乱可能表明事情有些不对劲，但不对劲并不代表一段关系应该就此结束，而是意味着当前我们忽略了一些需要引起关注的其他细节。

建设性地运用情绪

我对一些典型的情绪调节方法持保留意见，这些方法鼓励我们迅速平息强烈的想法和情绪，以削弱或减轻它们对我们的影响。但在练习这些方法的同时，我们学习负面情绪的含义并找到全新应对之法的机会，也可能在无意中被剥夺。

任何一种日常生活或者人际关系，都会生出愤怒或恐惧。认识到自己有这些感受和与之对应的想法很有必要。请记住这句重要的话：发现我们所爱之人有缺陷，并不意味着这段关系会结束。反倒是对困扰自己的问题视而不见，才更容易断送一段关系。

这种认识也会成为一种压力，尤其是在它充满了问号、令人感到举步维艰的时候。例如，我们会因为爱上某人或在意某人而产生非常复杂的感受，以致有些人选择完全回避人际关系。或者，即使他们并未完全切断与他人的联系，可能也只会维系流于表面的关系，毕竟这样就无须应对那些混乱而复杂的问题了。但这么做的结果往往是他们最终错过了人际关系能给予他们的一切美好。

让我们来思考一下，当我们面对负面情境时，该如何建设性地运用恐惧和愤怒？其中的核心要义是察觉感受，接受当下的心理状态，并明确接下来要做的事情，不再陷入自责或其他不必要的陷阱之中。请记住，这些行为方法一开始都指向我们的内在。也就是说，它们想要教会我们的，是在恐惧和愤怒出现的时候去认识它们，把它们视作信息，与情绪拉开一段距离，进而有意识地、慎重地采取行动，而非一味地跟随它们被动地做出反应。你可能需要练习一段时间后才能学会如何好好应对这些情绪。要相信，持之以恒，终有回报。

NASCENT 技巧组合

我想介绍的练习技巧组合被我称为 NASCENT，这个名称中的每一个字母都对应了一个技巧的名称。在《韦氏大词典》中，单词"nascent"的意思是"即将出现或最近才出现的东西"。因而，NASCENT 技巧组合也多了新萌发的成长和情感发展的含义。通过延伸这个情绪词语的意思，我们将开启一段运用头脑、身体线索、思想和感受的过程。

察觉（N：notice）情绪与接受（A：accept）情绪是疗愈创伤的关键。保持安全（S：safe）是一个重要的提醒，警示我们在受到情绪刺激时，可能会做出一些给自己带来伤害的事。考虑（C：consider）具体情况永远至关重要：我们需要想想自己在应对冲突和负面情绪时是否处于比平常更脆弱的状态。触发因素是宝贵的信息，当我们想起创伤事件、表现出 PTSD 或 CPTSD 的症状时，我们有可能会做出令自己后悔的行为。

探究（E：explore）和思考人际关系的本质是整个过程中的关键环节。创伤幸存者通常很擅长忘记别人对自己造成的伤害。事实上，他们可能非常善于原谅他人，给他人二次机会。但即使非常困难，我们也要记住自己在这段艰难的人际交往中肩负的责任及表现出的弱点，还要记住别人应当承担的责任。

我们应该杜绝（N：neagte）指责关系中的任何一方，尽可能地避免所有非黑即白、全有全无的想法。别忘了，维系关系需要两个人，破坏关系也需要两个人。最后，在交谈（T：talk）中说出你的心声。虽然这听起来像是对闹别扭的小孩说的话，但对患有 CPTSD 的人来说，这是真心诚意的呼叫。我们很容易喜怒不形于色，习惯于认为自己无话可说。但是交谈能让我们在现实和隐喻的双重层面上发声，它也是验证我们感知的必要方式，更是我们设定界限的途径。

NASCENT 所表示的情绪词语一旦变得强大丰沛，我们就能以此保护自己，我们就能从内在和外在的体验中学习，进而有意识地决定自己的每一步行动。下面这张图表详述了 NASCENT 的每一个要点。看看你能否记住这些字母表达的含义，在遭遇困境或冲突时可以用它们让自己保持冷静。

N　通过你的想法、身体感觉和感受，察觉你的恐惧和愤怒。

A　不带评判地接受你原本的心理状态。

S　保持安全。在弄清楚你为何会有这些感受之前，不要急于对自己或对他人采取任何行动。

C　考虑引发这些感觉的内外因素。比如你最近是不是一直在做噩梦或出现闪回？

E　探究一下最近让你难受的人或事。比如你的伴侣一连好几天都不太友善，或者朋友几天都没有联系你。

N　杜绝一时冲动将错全怪在自己或对方身上。许多人际关系都是一个巴掌拍不响的。

T　与他人交谈，要求对方给予反馈。等你想好如何用一种不会让自己懊悔的方式表达自我，再去和惹你生气的人谈谈。

图 3　NASCENT 技巧组合

请记住，身体感受是体验愤怒、察觉愤怒的渠道。事实上，在我们产生愤怒的想法或有意识地察觉愤怒之前，它往往会先体现在我们的身体上。因此，运用 NASCENT 中的第一步，即审视和察觉身体提供的信息，能帮助你判断自己是否正在愤怒或恐惧。

愤怒和恐惧的身体线索

○ 口干舌燥。

○ 呼吸短促 / 胸口发紧。

○ 胃部不适。

○ 后背、脖颈、脸部或下颚肌肉紧张。

○ 手心出汗或浑身虚汗。

○ 自我表达时起皮疹或麻疹。

○ 头晕。

○ 失眠。

○ 脸红。

○ 心率加快。

○ 无法控制地表达愤怒（比如路怒症）。

○ 以失控的方式宣泄愤怒。

上述症状代表与恐惧、愤怒和压力相关的身体感觉。（如果你持续出现这些症状，请速去就医。医生可以帮你排查身体的问题，尤其是当你表现出恐慌发作症状的时候。有时它们也可能暗示了内分泌、心血管乃至神经系统出现了问题。如果这些症状出现的原因不明，请速去做相应的检查。）

其次，许多临床医生发现，如果做梦者频繁做"被追赶"的梦，可能表明他拥有负面情绪。如果你觉得单凭身体感觉无法判断自己是否处于愤怒或恐惧之中，那么就请关注你的想法。如果你在没有直接危险或严重疾病的情况下仍担心自己或他人会丧生，或者你非常担心别人会生你的气，这些想法也表明你可能拥有一些负面情绪。

NASCENT 的第二步是不带评判地接受你的想法和感受。记住，你的想法不会伤人，对他人和自己抱有负面想法再正常不过，把它们视为我们需要掌握的宝贵信息吧。

NASCENT 的第三步保持安全，是指在能够拉开距离、全面看待这件事之前不急于行动。换言之，在你想清楚自己的做法、别人的行为，以及这些行为带给你的感受之前，不要针对自己或他人采取任何行动。去想想那些不受你控制的因素，也许让你失望的人和事根本与你无关。你最近是否因为闪回或者做噩梦而对威胁更加警觉了？你的神经系统是否很亢奋？如果是，那并不意味着你的感受和感知不准确，而是表明你在自我表达之前需要先给自己一点时间。这些空间是留给下一步的，也就是探究那些让你觉得没有受到公正对待的互动和经历。

尽管人们很少会弄错自己被粗暴对待的感觉，但我们仍需要具体情况具体考虑。想想态度不善的伴侣，或之前莎亚的例子中玩消失的朋友，回想一下你生活中的朋友或伴侣对你的伤害是否存在某种模式。如果有，请拟好你的应对策略。你会如何同对方谈论这种模式？你要如何表达自己，才能既说出你的烦恼，又能同时应对他可能会出现的防御反应？

制订行动计划

所有这些都取决于杜绝即刻责备自己，或将问题尽数归咎于他人。通常，创伤幸存者不是倾向于责备自己，就是倾向于把责任反过来全部推给他人，从而使沟通变得很艰难。但生活往往需要平衡那些纷繁复杂的有心和无心、有意和无意的想法。如果一段关系带来的满足多于不满，那么我们就认为这段关系的积极方面多于消极方面。其实，没有人能在生活中做到"恰如其分"。老实说，所有人际关系都有令人失望之处。不过，如果某些人不仅看起来有害无益，而且你们在关系中的痛苦和失调也多于陪伴和相互支持带来的快乐，那么就可能不值得你花精力去修复这段关系了。

上述所有建议最终都可以在制订一份行动计划中得到体现。你预备在什么时候、以什么方式谈论你的感受？在许多亲密关系中，这种行动往往应该求之于内而非求之于外，但是，说出我们受伤的感受和自己希望能获得的改善，有时也可能会有所帮助。这或许就涉及一些界限的设置。

表达负面感受，设置界限

1. 与一个带给你负面感受的人谈谈，可以是似乎对你爱搭不理的朋友，也可以是有时表现得充满敌意的伴侣。对于此番自我表达，你想收获什么样的结果？先设好一个目标，可以是改变对方的行为，也可以只是让对方知道你的感受。考虑这段关系的性质和对方的能力范围，想想你会有什么需求?

_____

_____

_____

_____

2. 根据你过去的经验,设想一下对方可能会做出的反应。你以前提意见的时候,他们是什么反应?针对他们的反应,预先做好准备。记住,他们可能会对此有所防备或大发脾气。

_____

_____

_____

_____

3. 真诚地讲述你的体验。我们都听过这样一种说法:讲述时应该使用以"我"为主题的陈述,那是"当你这么做时,我感觉……"的一种表达形式。这与其说是你为自己设定一个固定的对话脚本,不如说是你想探索与对方进行沟通的本质。请明确说出自己的感受，比如"你喝醉后冲我大吼大叫，我很害怕""你带着怨气回家，我很害怕，不知道能为你做点什么""你说我们是好朋友，但经常连一句问候也没有，我很不解"等。请写下你的开场白。

_____

_____

_____

_____

4. 依据你对对方的了解，还有你在这些情况下最常得到的结果，想象一下对方会如何回应你。

_____

_____

_____

_____

在理想情况下，对方可能会说："我很抱歉，你希望我怎么做呢？"但现实情况可能不是这样的。假如你的话惹对方不高兴了，他或许会说你的控诉伤害了他，让你听后觉得莫名其妙。这可能是那些施虐者在为他们的行为辩解时常用的策略，也就是DARVO策略，即否认（D: deny）、攻击（A: attack）、逆转（R: reverse）受害者（V: victim）和加害者（O: offender）。

5. 虽然DARVO策略通常会出现在家暴之中，但是有时即使对方没有恶意也会陷入这种沟通策略，这是因为他们听到我们表达不满时会觉得自己很委屈。即便如此，表达不满仍是每个人的权利。所以，请设想一下你在面对DARVO策略时会如何应对。假如对方说："你要是不这么怨东怨西，我就不会冲你大吼大叫了。"此时你可以礼貌地说："抱歉惹你生气了，但我有权表达我的不满和担忧。你可以思考一下，看看自己是否能理解我的想法。"练习一下你可能的措辞。

_____

_____

_____

_____

6. 如果你们的谈话过于剑拔弩张，你也可以暂时走开，给对方一些空间。即便你觉得不公平,也不要把这种做法变成一种惩罚。你不妨这么说:"我觉得我们现在沟通不畅。让我们先歇会儿,冷静一点后再来谈。"想好你退出和缓解冲突的计划。

_____

_____

_____

_____

其实,当你不在事情发生的当刻,思考如何应对的问题会变得相对轻松一些。好在完成这项练习仍能帮助你把握谈话大概的发展方向,让你有机会为自己可能遇到的状况提前做好准备。我想再次强调,其中诀窍在于开诚布公,保持冷静,在表达情绪时注意把握分寸、避免针对个人,这样你就不会成为挑事的人,或者说"持枪"的人。如果对方大发雷霆,那么最好的做法是让对方为他自己的行为负责,而你不必采取激烈或带有攻击性的沟通方式。如果你不自觉地做出了下意识的反应,那么你最终会觉得自己也有责任。我通常会告诉来访者,在这种情况下,他们可以对不满的人所做出的行为进行重新解释,也就是认为"他们无疑需要一些空间,我尊重这一点"。

换言之,如果你觉察别人遭遇了一些事情,并且这些事情和你的关系不大,而你却成了出气筒(这在亲密关系中在所难免),这时你很有必要让对方多少知道自己的想法,比如"我知道你现在看到我就心烦,对我有很多负面看法。我愿意尊重你处理自身情绪的需要,我们可以先保持一点距离,之后再谈"。

留出空间,并说出你的想法

与愤怒、恐惧或失望对话会牵扯到很多想法和顾虑。重要的往往不是你说了什么,而是怎么说的。人们对攻击非常敏感,人们尚未完全弄清其中原因,但可能与人敏锐的神经系统有关。所以,当你说你要为一个看起来充满敌意的人留出一些空间时,要注意自己话语间表达的攻击意味。换言之,你的言辞不能过于僵硬,也就是留意说话时你的用词、态度和肢体语言里是否潜藏着微妙的怒意。别人会觉察你的怒意,从而心存怀疑,乃至变得愈发敌对。如果你被激怒了,不妨直接说出来,但切记要理性。如果你的情绪太过激烈,无法与对方进行理智的交谈，就告诉对方自己需要冷静一下，给自己一点空间去消化感受。

创伤幸存者经历的上述烦恼仍要归咎于身份盗窃。创伤幸存者需要比别人付出更多，才能弄清自己想与谁建立起怎样的关系、哪些东西是可以妥协的，以及明白失望在人际关系中是不可避免的。不幸的童年和成年经历迫使创伤幸存者一味关注外部环境，思考怎么做才能活下去，进而放弃去思考自身的心愿或需求。从神经系统的角度来看，人际关系会带来多大压力，决定权在你。为了弄清什么人、什么事值得你付出宝贵的时间精力，你需要克服恐惧和愤怒。有时，你可以决定某段关系值不值得自己这样付出。这种决定或许永远不容易，但随着时间的推移和不断的练习，你会变得游刃有余。

与愤怒建立联结

恐惧并不容易应对，承认恐惧需要经过大量的练习。但对大多数人来说，承认愤怒甚至更难。攻击性情绪非常棘手，也是每个创伤幸存者都要面对的。换言之，我们需要与自身的愤怒建立联结，尊重它的本来面目，不再任由它左右我们的言行。

愤怒是生活的一部分。对于不曾频繁经历创伤事件的人来说，愤怒可能令他们感到不悦，但通常不会让人觉得危险。而对于我们这些反复经历创伤的人来说，愤怒的感觉可能强烈到令人难以承受，也使我们担心自己的愤怒是否会对他人造成影响。这通常是因为愤怒还牵扯到一种过度责任感。

他人的伤痛同样能带来感受，这种感受带来的破坏感和痛苦难以言表，也很难被理解。比如那些目睹过死亡或给他人造成过身体伤害的士兵，他们更有可能表现出 PTSD 的症状。这些发现很重要；人们发现，从战场归来的士兵的创伤适应力较差，这可能与他们参与军事行动或造成无辜人员伤亡的经历有关。普通人也会出现类似情况，特别是那些在童年时期经受过创伤的人。

人们的反应可能与造成伤害的赤裸裸的现实有关，但也不尽然。容我解释一下：对小孩子来说，想法就是现实。愤怒和攻击性在孩子的成长中是重要且必不可少的，但孩子需要身边有成年人告诉他们，有愤怒的想法不会伤害别人。重要的是，我们有必要学会如何感受愤怒，同时保有一种被爱、被接纳的感觉，即使我们的情绪带有破坏性，会令人感到不安。有时，我们难免会想摆脱那些给我们的生活带来沮丧或阻碍的人，他们通常是自己的父母或手足,他们有时会妨碍我们获得想要的东西,或者命令我们做违背自身意愿的事。比如,在一个大冷天,一个蹒跚学步的孩子并不理解母亲为什么要她穿外套,于是她对母亲说:"我讨厌你!"母亲虽然会为此感到沮丧,但是理智的她明白女儿只是在表达受人控制的愤怒,这是她这个年龄的孩子的成长特点。如果是平时遭受虐待或忽视的孩子,他们对生活中的人会产生更多的负面感受,倘若这些感受无法表达出来,或者更糟的是他们一旦有所表达就会受到惩罚,这些孩子就会发展出一种相当复杂的愤怒关系。在极端情况下——例如父母是虐待狂或特别嫉恨孩子,甚至多少希望孩子从未出生等——孩子的愤怒就会成为一种有害的情绪,让他感到害怕,仿佛自己有任何一种攻击性情绪都能杀死对方。在其他例子中,当受孩子信赖的成年人做出了令人发指的行径,比如利用孩子达成某种暴力目的,会让孩子真的以为任何强烈的情绪都会要了他们的命。上述任何一种情况都可能导致孩子在成年后高估自己的力量,尤其是在面对攻击性情绪时。

因此,与愤怒建立联结对幸福至关重要。虽然辨识愤怒很重要,但我发现在日常生活中真正能帮我们应对日常愤怒的方法是先练习察觉愤怒,然后试着与他人设定限制和界限。需要说明的是，我倡导的这种方法不要求你次次说出自己的愤怒。在亲密的人际关系中，我们可能经常会生气或被激怒，如果你决定坦白，需要有所取舍。例如，我气愤于我的医生不怎么听我讲述病情，但我不会告诉她我生气了，而会更换一种沟通策略；要是这样还没用的话，我可能会考虑重新找一个更懂得倾听的医生。归根结底，这取决于你愿意为此花费多少宝贵精力。

当我们决定表达自己时，最重要的是有效传递信息。表达本身就是宝贵的界限。让我们来梳理一下，应对更具攻击性的感受该做什么？

接纳并建设性地运用人际关系中的愤怒

1. 承认愤怒是情绪健康至关重要的一部分。
2. 越是假装愤怒不存在，愤怒就越会造成困扰，并在你与他人的相处时表露出来。
3. 应对愤怒的想法和感受时，试着自我同情。
4. 愤怒的想法不会伤害他人。
5. 如果愤怒让你非常焦虑，可以练习对自己说"我的愤怒不会伤害任何人、任何事"。

6. 说"不"或设定限制，与表达愤怒不是一回事，虽然二者看起来很相似。说"不"是每个人都享有的基本权利。

7. 当你考虑直接表达愤怒时，要估计对方听进去的可能性。对方会不会发脾气？

8. 幽默是一种不具威胁性的、表达愤怒的好方式。

9. 在非常亲密的关系中，有必要发展出一套表达负面感受的语言。你可以采用中性的方式来处理这些感受，比如把受伤后说出自己的感受变成一件再平常不过的事。

管理愤怒的第一点是明白并接受愤怒是每个人生活的一部分的事实。第二点是关注自身感受，人们越是忽视它们，它们就越是挥之不去；而且，感受会外溢。第三点是建立对愤怒的同情心，做到这一点就要理解前文观点，即愤怒通常与恐惧有关，尽管经历过复杂性创伤的人很难区分两者。练习对易怒的那部分自我抱以同情。注意愤怒（rage）有时可能是愤慨（outrage）的伪装，这两种情绪截然不同，很容易被混淆。愤怒通常是一种强烈的感受，伴有破坏的想法和失控的感觉。而愤慨则包含了遭受不合理伤害的感觉，通常还伴随着厌恶情绪。如果你能意识到你的感受不是愤怒而是愤慨，你就能更好地决定什么时候有必要大声说出你想要获得尊重的需求，或者是说出对方给你造成伤害的行为。

容我解释一下上述方法中的第四点和第五点。它们在提醒我们，愤怒的想法不会伤害除我们自己之外的任何人。我们要认识到我们可以拥有愤怒和破坏性的想法，同时也能理解和共情抱有这些想法的自己。我们不仅要原谅自己，更要记住愤怒是无比正常的感受，它是儿童和成人发展的必不可少的一部分。愤怒的感受构成了我们的界限，对我们的心理健康和人身安全来说都至关重要。其余的步骤则强调了运用表达来设定界限的重要性。表达只是界限的一种，我们也可以采用其他方式来划定界限，例如忽视消极行为或选择不参与争吵。不过，当你想要表达自我时，请把你的听众也纳入考量的范围。你想要对话的对象以往有何种表现？如果他们一向很难倾听你的想法、感受或不满，或许对此你需要有所准备。你可以说："我想和你谈谈，但有些话你可能不爱听，你能接受吗？"要知道，你当然有权说出你的想法，但这么说是为了尽可能得到对方的配合。创伤幸存者往往容易陷入一厢情愿，认为无论过去如何，眼下的情况或许是个例外。除非对方正在积极地完善自我，否则这种想法不太成立。因此，请思考一下如何才能让对方愿意聆听你的想法。

最后，思考你要表达的内容和你的表达方式。幽默通常可以化解冲突，但也会被有些人认为很轻浮。在此我想再次强调，要有针对性地考虑你的听众。沟通时最重要的是真诚，如果可以的话，最好再带上谦逊。你要让对方知道，无论你有多受伤，你仍然关心对方，你希望能找到一种方法，创造一个两人都能获得理解和倾听的空间。在这个过程中，请留心潜在的心理操纵。这是因为在带有冲突意味的人际互动中，我们很容易激怒他人或被他人激怒，如果你觉得对方想把事情闹大，请记住你没必要卷入争吵之中，起码没必要卷入一场无意义的争吵之中。

小结

愤怒、恐惧和冲突都是生活的一部分。创伤幸存者必须付出更多努力才能找到应对恐惧和攻击性的方法，才能意识到每个人都可以通过愤怒等情绪来帮助自己设定界限，尽管接纳这些感受会带来非常强烈和危险的情绪体验。此外，处理这些复杂的感受并不存在一套完美的标准方法，特别是在亲密关系中。其中的关键是能够包容情绪，从情绪中学习，跟随情绪的指引在人际互动中表达自我、设下界限。

我们即使已经在上述这些方面都做得不错，依旧有可能发现自己的情绪在走向失控。这可能是因为我们的创伤被触发得太厉害，或者焦虑让我们变得不知所措。在这种时候，我们可能还要面对除了应对恐惧和愤怒之外的其他东西——那些引发剧烈的恐惧和焦虑的场景，迫使我们只能离开、退缩或自我解离。下一章，我将协助你为应对这种情况做好准备。我们会探讨解离和它对每个人的影响，我们会从中看到解离对创伤幸存者来说是一个更为严重的问题。

第四章 辨识、理解与管理解离

☺ × ☹ × ☹

　　解离，广义上是指对在正常情况下原本能够被察觉或被掌控的心理过程，失去有意识的自我觉察或控制。解离是"正常/常见体验–异常反应"连续统（Continuum）的一种中间状态。当人们表现出异常反应时，对连贯或整体的感知能力会受到干扰。解离的表现从陷入白日梦，到根据情境来强调人格的某些方面并强行抑制其他方面，最后发展为一种更为异常的与自我分离的状态——这会严重干扰你的日常生活，妨碍你建立生活的意义。

　　在创伤反应中，解离代表一种防御机制，个体借此阻隔和割裂自身的创伤性记忆。它可以让你与创伤事件分离，避免不堪重负。

在我们探究 CPTSD 中常见的解离形式之前,先了解一下解离的所有潜在表现形式,会很有帮助。稍后我将讲述一位来访者的例子,她在遭遇创伤事件之后经历了解离。但在此之前,容我列出一些与之相关的症状和特征。下列清单是我依据许多研究人员对解离的不同看法以及我在工作中的观察编制而成的。阅读这个清单时,请在能够引发你共鸣的条目前打钩。

正常解离与过度解离的标志

- ○ 我很容易走神。
- ○ 我失去了对时间的感知(不是由注意缺陷障碍、注意缺陷与多动障碍、服药或其他已知的神经问题所致)。
- ○ 我无法回忆起大部分童年经历,甚至是一些早期的成年经历。
- ○ 我倾向于相信别人对我的经历的描述。
- ○ 我身处压力之下时,有时无法区分梦境和现实。
- ○ 我经常不受控制地感到麻木和头脑不清。
- ○ 我的精神状态和情绪转变得非常快。

- ○ 我很擅长成为别人希望我成为的那种人。
- ○ 我学东西很快。
- ○ 我沉浸在日常活动中。
- ○ 我对他人的情绪和感受很敏感。
- ○ 虽然大多数人都会依据心情穿衣,但我在着装上的反差比大多数人夸张。
- ○ 我头脑中的幻想世界非常丰富(不一定是性幻想,也可以是做梦或编故事的能力)。
- ○ 我可能记得一些不好的事情,但不连贯或缺乏故事情节,我的记忆存在"空白"。
- ○ 我有过游离在自己的身体或头脑之外的感觉,比如从第三方视角看到自己或飘浮在自己的上方。
- ○ 我曾多次感到一切仿佛是不真实的。
- ○ 我曾同时感到自己既活着又"死掉了"。
- ○ 即便我没有过量饮酒或服药,发生过的事也必须由别人来告诉我细节。
- ○ 我对自己缺乏认识,导致我很难决定要干什么工作。
- ○ 我发现自己无法吸取教训,特别是人际关系中的教训。
- ○ 当我感到有人理解我或"看见"我时,我会有自我破坏的倾向。

- ○ 有时，我很难区分身体感觉和情绪感受。
- ○ 我一直有睡眠障碍，包括在临睡或即将醒来时频频遭遇梦境侵入，即入睡幻觉或醒前幻觉。
- ○ 当我压力很大时，会听到"人声"——不一定听得很清楚，更像是有许多人一同在我周围说话。
- ○ 对于发生过的事，我需要大量地向人求证。
- ○ 我很难相信自己对事件的感知。

以上情况你经历过多少？这张清单汇总了许多不同的解离概念，并非所有研究者都认同这些症状，有许多症状你可能都没有体验过——但在我的经验中，这些症状在经常经历解离的 CPTSD 患者身上很常见。

可能你不觉得自己经历解离是什么大问题。为此，我觉得你很有必要审视一下自己，了解自己经历过的解离症状，以及你当下经历的解离处于什么水平。有些人经历过解离仍能正常生活，甚至可能还觉得这种防御机制有时候很实用。解离就像一种"魔术"，它能帮助我们设下边界，当有什么困扰我们时，直接抽身离开就好了。

然而，与所有的心理应对方式一样，任何一种过度防御也都可能会欺骗我们，让我们无从知晓某些重要的经历，更不要说从中学习了。再者，过多的解离会影响我们的生活质量。不记得某些事可能会令我们感到不安，妨碍我们形成意义感。当我们需要集中注意力时，"恍惚"或"走神"会成为绊脚石。此外，过度解离有时会让我们面临进一步的风险，比如，如果我们和大脑断开联结，就无从知晓何时该离开不安全的环境。下面让我们来看看解离的影响。

过度解离

尽管解离有一些正常的表现形式，但对于有些人来说，解离已经成了一种不可或缺却又无法自控的生活方式。当我们不能按自己的意愿控制注意力时，解离就成了一个问题。在这种情况下，有些人会表现出极端的解离症或解离性障碍的症状。

在解离状态下，你仿佛离开了当前的情境，注意范围会变得很狭窄。这很危险，因为它排除了我们的经历的核心部分。我有位来访者，名叫希拉（Sheila），她在讲述高中遭受性侵的经历时，描绘和展现了一种更极端的解离：

我去了他们家，当时我在做兼职保姆，要照顾他们家五岁的小孩，我记得好像是一个五岁的女孩，也可能年纪更大一点？我妈开车送我过去的。那是一户新雇主……我到那里后，好像只有孩子的爸爸在家，就……很奇怪。也许是我记错了。我没看到小孩。我还记得，我问对方我该做些什么。然后，一切就变得一片漆黑，我的意思是当时我的脑海一片漆黑……但我人还在那儿。我见过那栋房子，也记得自己和男主人说话，然后……我就不知道了……我只记得我是走回家的，走起路来可疼了。我妈妈没有问我为什么回来得这么早，这也很奇怪。我想，也许这些都是我胡思乱想出来的，就像做梦一样……我的意思是，有时，我会想那真的发生过吗？也许压根就没那回事……

在她的故事中，希拉透露出的那些悲伤和不幸的细节表明了解离的特点。她清楚地记得这段经历的某些方面，在后来的咨询中，她跟我说起了那栋房子的装潢，还有她所记得的屋子里空气清新剂的细节。但关于性侵，她只记得当时身体上的疼痛，还有之后会反复梦到那天的事，那些梦境虽然生动却断断续续。她最终拼凑出了自己的故事——她知道自己被强奸了,也终于能说清事情的来龙去脉了。然而,她却怀疑自己是不是疯了——特别是一想到她那天晚上回到家后,父母似乎完全没察觉出她经历了什么。就连希拉的叙述本身也有解离的痕迹——她讲故事时有着不自然的开端和停顿,还有她用问句表达的那些内容也很突兀。希拉当时既在场,又不在场。她保护自己不受那段经历中的暴力伤害,但不管怎样,她其实知道那件事发生过。由此,希拉的例子证明了这样一个事实:即便我们内心深处可能知道或记得发生过的事,过度解离也会影响我们的记忆,令我们难以赋予这些经历意义。过度解离的人会断开与大脑的连接,使得他们的思想、记忆、体验、行为和身份缺乏连贯性。有时,这意味着经历过复杂性创伤的人还会回到创伤情境中去。例如,希拉之后告诉我,即便她隐隐觉得她被她负责照顾的小孩的家长侵犯了,后来她竟还是回到了那户人家家里,替他们照看过几次小孩。最终,直到希拉与一个她认为能客观看待这件事的人建立起了安全的关系,她这才能够真正说清自己的这段经历。

根据我的经验,一些过度解离或正在与过去令他们发生解离的事件作斗争的人,往往指望他人来填补他们对日常生活的感受的空白。例如,希拉经常不清楚自己对日常生活的感受,会向身边的人寻求大量的建议。

在某种程度上，这也是一种适应策略，希拉不想对生活中的人与事作出严厉的评判。她很聪明，希望能收集大量数据，以免做出草率的决定。不错，这是种很好的应对策略，我们所有人都该三思而后行。但对希拉来说，这种策略掩盖的是她被人伤害过的经历，这段经历令她难以接受，所以她竭尽可能地避免重蹈覆辙。当她的男友和其他女性约会，做出这种有违一对一亲密关系的行为时，希拉的这个特点更是变得尤为明显。希拉竟没有闹情绪，而是去咨询每一个她认识的人——朋友、网友、教会里的熟人——希望他们能告诉她，她在男友身上发现的事不是真的。她仿佛希望有人能告诉她，她反应过度了，这样她就不必面对爱人背叛了她的事实。

过度解离的人会让他人来定义他们的经历，因为他们不知道自己经历了什么，也可能他们的潜意识隐隐知道发生了什么，但他们不想面对。虽然我们都需要从他人那里获取反馈，但过多地寻求外在建议也有代价。我们可能会自欺欺人，不让自己知道某件事或某个人的行为究竟对我们造成了怎样的影响。同理，我们也可能因为欺骗而无法理解和拥有自己的生活。

解离与失去自我

由此,我明确了解离的核心概念,无论它是否有时会不适用:解离是游离于头脑之外的体验。如果我们广泛使用解离,我们不仅脱离了自己的头脑,更住进了别人的头脑中。创伤幸存者往往就是如此,他们通常都很聪明、机灵、有悟性。与那些有虐待倾向的人周旋,多少意味着要去揣测他们想要什么。这种揣测可能始自童年,而后成为一生的习惯,毕竟我们许多人都难免会发现身边的某些人是不折不扣的浑蛋,他们并不在乎我们的利益,只想从我们这里掠夺而已。若我们一辈子都在琢磨别人想要什么,扭曲自己去适应这种模式,过得极度压抑,我们就永远没有机会去发现自己的愿望和感受。

疗愈创伤离不开对解离的管理,学会与它带来的考验共存,同时慢慢地了解自己、了解自己头脑中的东西,直至最终相信自己的想法、感知和直觉。在接下来的练习中,花点时间好好思考一下解离对你的生活造成了怎样的影响。无论之前的测试你得到了怎样的结果,都还要考虑解离给你带来了多大困扰。

你的解离体验

1. 回忆在过去一个月里,你的解离体验发生得有多频繁。比如,一天一次、一周一次、一天数次还是一月数次?

   _____

   _____

   _____

2. 想想出现解离症状(这些症状可能是走神、头脑模糊、一件事忘了大半、觉得你的感知或精神状态发生了巨大变化等)之前,你是否处于压力之下。在解离体验出现之前,可能会先经历强烈的焦虑,如果你似乎就是这样,请在回答时写下来。

   _____

   _____

3. 你经历过的解离是否有损你与他人建立联系的能力?如

果是，究竟产生了怎样的损害？

_____

_____

_____

4. 你是否为那种支离破碎或断断续续的状态感到担忧？

_____

_____

_____

5. 你是否希望更多地了解自己的想法或感受？如果是，想象一下那会是种怎样的光景。例如，"如果我知道自己的想法，我就会这样做，不会那样做"。

_____

_____

_____

只有你自己才能决定是否要处理解离的问题以及如何处

理。如果你担心这么做可能会使得解离及其相关体验的效果减弱的话，请不要想太多。在失效之前，解离会一直"保持运作"。就和心理学中的许多其他东西一样，人们首先会想尽办法生存下去，但随着年龄的增长，成年后遇到了个体验和关系到成人发展的不同挑战（比如生育、结婚、新工作等）后，某些防御策略的效果也会随之变化。

重申一下，有些人认为解离的某些表现形式很正常。在某种程度上，我们呈现给世界的面貌本就千变万化。一如其他涉及人体功能的问题，症状只是症状，唯有你觉得困扰，才需要去解决。能够将自己从某些情境中抽离出来也有好处。不过，这种应对方式也可能成为一个问题，特别是如果它影响了我们的自我意识，影响了我们从经验中学习的能力，乃至让我们产生了自我毁灭的想法或感受的话。

管理不适或痛苦的解离

解离如果对人们构成了困扰，通常是因为人们意识到了自己的记忆缺失，渴望拥有更连贯的身份认同、个人叙事以及行为反馈。此外，人们有时会开始觉得那种头脑不清或"心神恍惚"的状态,变得越来越不舒服了。正如之前所言,我认为在彻底失效之前,解离会一直发挥作用——因此,找到应对方法很有帮助。

然而,应对解离绝非易事,因为这种断开连接的做法有很多不同的表现形式需要解决。此外,还请记住,解离可以起到保护作用。在建立起全面的应对机制之前,不要太快摆脱解离。而对于患有重度解离症(身份过度分裂)的人来说,最好能找一个合格的心理治疗师来帮忙。

下面是一些你可以在你信任的人的支持下自行管理解离的策略。

管理解离

1. 识别思维模糊的状态。听起来似乎很简单,但心神恍惚的状态会让人觉得很舒适,以致习以为常。如果你开始察觉到这种状态了,请对它多留心。它让你觉得愉快,还是痛苦?你只需不带评判地注意这种状态就好。当这种状态出现时,请记得写下来。

2. 留意你对某件事感到焦虑或不安之后,是否会出现思维模糊或脱离自体的感觉。试着用下列工具追踪可能导致这种感觉的事件：

追踪解离

解离的触发因素	解离体验的类型	反应
如记忆、闪回、噩梦、冲突、恐惧、愤怒、极端压力等	脱离你的身体、出神、极度困倦、感觉不真实、感觉与外部世界隔绝开来、人格转换等	包括有益和无益两种反应，如着陆技术、寻求帮助、锻炼或饮酒、服药、拿刀割自己或自我伤害等

3. 着陆技术可以应对很多解离的症状。着陆技术旨在让我们回归自己的身体，回归此时此刻。这些技术非常简单直接，以至于我们常常忘了它们是多么有用。一些常见的着陆技术包括：

（1）找朋友做一些可以转移注意力的活动，例如逛街、打游戏、锻炼等。

（2）使用精油等熏香刺激嗅觉。把精油擦在手上，就像擦润肤乳一样，然后花点时间享受这种味道。

（3）触摸一些冷的东西。冰袋效果不错。此外，还可以抚摸一些边缘光滑或参差不齐的石头和水晶。只要能刺激触觉就行。

（4）咬一口柑橘类的水果——越是酸涩，就越能唤醒你。吃块口香糖或硬糖也行。

（5）把注意力放在自身之外的某个事物上，并向自己描述它。可以是你公寓外的一棵树，路上的一个行人，等等。

（6）如果你喜欢音乐，可以播放你中意的歌，仔细听它的旋律和歌词，只要它不会刺激你或勾起你的悲伤就行。

（7）看你喜欢的电视节目或电影，就算早已看过好多遍也没关系。

（8）写日记。这招并非适用于所有人，但如果写作对你有帮助，就尽管写。

（9）用适合你的方式，为你的经历一个时间线出来，看看你为何会感到苦恼。（我有个来访者将近来致使她陷入当前心理状态的事件做成了一份 PPT！）

（10）活动你的身体。如果你有锻炼的习惯，请坚持每天锻炼。如果你没在做什么正式的锻炼，在出现解离感时，可以随便走走，觉知身体的感觉。

（11）外出。哪怕只是在你所住的街区、社区或自家后院逛逛也行。走出去，转移注意力，看看你家以外的世界。（如果你无法外出，就打开窗户。）

（12）如果你不得不工作，那就把工作当成一种转移注意力的方式吧。

（13）对有些人来说，引导式冥想也很有帮助。我个人倒是更喜欢那些以身体为导向的着陆技术。请记住，有些经历过创伤的人发现冥想会引起严重焦虑，所以如果遇到这种情况，不要畏惧放弃冥想。

4. 睡觉并保持规律的睡眠时间。缺乏睡眠，一切都会一团糟，但有时噩梦和焦虑会引起睡眠障碍。下面有一些有用的健康睡眠原则：

（1）固定睡眠时间。尽量在差不多的时间起床和入睡。

（2）营造一个安静祥和的睡眠环境，关掉灯光，保持舒适的室温（许多人喜欢在凉爽的环境中入睡，所以可以考虑使用风扇），床只用于睡觉和做爱。

（3）减少咖啡因的摄入。以前的指南建议中午过后就不要再摄入咖啡因了。看看什么建议对你有用，不过我个人建议若是时间晚了就限制咖啡因的摄入。

（4）只在困的时候上床睡觉，但入睡前 30 分钟可以做些放松活动，例如泡个热水浴或洗个热水澡、阅读、做点轻柔的伸展运动，如果不会过度刺激你的话，也可以进行引导式冥想。

（5）如果你在醒来后感到焦虑和紧张，写下让你感到焦虑或不安的事，留待稍后处理。

（6）如果可以的话，睡前 30 分钟不要看电子设备。如果做不到，那就避免看那些徒增烦恼的新闻和社交媒体。想想网络上什么东西能让你感到放松，很多人喜欢看时尚穿搭或者动物视频来放松。有些手机内置了协助用户放松的应用程序。

（7）如果你难以摆脱噩梦的侵扰，索性就起床，分散注意力。可以去喝杯冰水，在家里或公寓周围稍微散个步。这种时候不要去思考那些梦境的意义，但可以把梦记下来，稍后再来思考，只要这么做有助于你摆脱这些梦境。

（8）每日外出。要是我们睡眠不好或者正值寒冷阴霾的月份，乃至两者都碰上了的话，我们的昼夜节律会非常容易受到影响。所以哪怕只有几分钟，也要每天出去晒晒太阳。

（9）锻炼。可以的话，每周做几次有氧运动。许多研究均发现有氧运动有利于睡眠。如果做不了剧烈运动，可以尽可能地走走路或做些柔和的伸展运动。

5. 记忆、闪回和噩梦可能会使解离出现得更频繁。如果你正试图回忆某些事情，其间出现了令你不舒服的解离，这可能是在提醒你应该休息一下了。事实上，我经常告诉来访者，如果我们沉湎于思考过去的创伤性记忆，出现过度解离就是一个警示信号，告诫我们要慢慢来。

6. 焦虑会加重解离。注意一下在解离感出现之前，你是否会感到焦虑。试着监控和质疑那些灾难性的思维，努力在焦虑时让你的思维慢下来。找到健康的方法来缓解焦虑同样很有必要，这有时可以防止解离。

7. 了解属于你的触发因素。哪些因素会触发你的解离行为？有创伤史和解离史的人可能需要花一段时间才能弄清是什么触发了自己的负面心理状态，毕竟几乎任何东西都可以成为触发因素——收音机里播放的一首歌、空气中的某种气味、有人表现得很像过去的某个人、电视机里的影像等等。一旦你了解了属于自己的触发因素后，尽可能地消除这些因素。

8. 如果你无法消除所有触发因素（说真的，谁又能办得到呢？），可以试着继续深入了解你的触发因素，并与之抗争。例如，有位来访者会被绽放的樱花触发，因为她曾在绽放的樱花下遭遇过一次袭击。她试着练习观察盛开的樱花，并告诉自己这么做不会让她回到那天的事件中。

9. 对有些人来说，学会感恩也会有所帮助。这么做可能有用，只要它不会让你觉得你没资格生气。适度的感恩就像这样："我自幼家贫，却能拥有这样一个美好的家，真是太棒了。""今天很美好，我觉得很安全、很踏实。虽然未必能长此以往，但此时此刻，我能有这样的感觉已属幸运。"当你有所触动时，可以写在日记里。

10. 如果你觉得自己的身份支离破碎，请记住，一些临床医生已经发现，我们都可以分裂出不同的自我状态。如果你认为你自我分裂的程度过于严重，请考虑接受心理治疗师的帮助。另外，在我看来，自我状态犹如一个团队，完全可以携手合作共同应对问题。因此，如果你觉得你有多个自我，可以考虑尝试那些不会进一步促进分裂的方法（例如，我会避免使用提倡为"多重身份"命名的技术）。无论你处在什么样的精神状态下，都可以与之协作。

预防分裂：管理强烈的焦虑状态

临床医生和研究人员在理解复杂的解离现象方面还有很长的路要走。不过，业内普遍认为，解离可能与强烈的焦虑状态有关。虽然管理焦虑不是什么新鲜的想法，但有必要记住，焦虑除了会极大地限制我们的正常机能外，也是存在潜在情绪的重要标志。再次强调，我认为我们熟知的焦虑问题都可以从一个更中立的角度来看待。焦虑可以是有益的，也可能束缚住我们。我们可以学会如何与焦虑建立联结，从而分辨出焦虑何时是种有用的线索，何时需要积极地控制住它。

你可能会不解：焦虑能有什么用处呢？在应对解离时，辨识焦虑非常有用。对于那些因主观体验不连续而产生分裂的人来说，焦虑可能是一种警示信号。当人们受到环境刺激的触发，想起创伤事件时，就可能产生焦虑。这些触发因素可能涉及视觉、嗅觉和听觉。此外，人际关系也会让许多创伤幸存者不堪重负。那些令我们失望的人、有各种心理问题的人都可能让我们感到害怕，让我们想起以前没有安全感的时候。当我们亲近的人变得愤怒、多疑乃至焦虑或抑郁时，就会发生这种情况。别人的这些心理状态通常与我们无关，却可能让我们回想起以前试图去弄清和理解那些伤害过我们的人的日子。重要的是要记住，适应性强的创伤幸存者往往对他人的情绪有很强的洞察力和接受力。因此，再简单的因素也可能成为触发因素，比如担心亲近之人会如何处理他们自己的负面心理状态。

虽然人际焦虑看起来似乎只局限于亲近之人，但有必要记住，社交焦虑在有解离倾向的人身上也很常见。社交场合不仅会让我们担心自己表现得如何，还会带来巨大的压力，特别是对那些善于"变身"成别人喜欢的样子的人来说。一些患有解离症的人很擅长洞悉别人对他们的要求。但社交场合涵盖形形色色的人，当他们的要求相互抵触时，你可能很难弄清到底该成为什么样子才好。

综上，我们如何才能学会以有益的方式应对强烈的焦虑，以此引导自己摆脱无益的分裂呢？我们可以使用一些工具、学习一些有用的方法监测强烈的焦虑，把它当成数据，指引我们进行自我调节，做出建设性行为。

应对强烈焦虑的工具

1. 极度焦虑预示着自我分裂很快也将接踵而来。要思考解离状态，请先回忆一下在解离之前，你的内在和外在发生了什么。你和伴侣吵架了吗？你是否和某人有过让你感到混乱或不适的互动？你是否想起了不愿想起的某些记忆或画面？在你感到头脑不清或脱节的时候，试着记一记笔记或日记，看看你能否追踪到什么前兆。

2. 对有些人来说，闪回可能导致解离。许多患有 CPTSD 的人一直深受创伤性记忆的侵扰，却几乎对此毫无知觉。若有些事情兀自浮现在你脑海中，你根本没准备好要去思考这些事的话，不妨试着控制自己的心态。例如，察觉到这些记忆，并对自己说，"是的，这件事的确发生过，但我现在没有心情去想这些。我要把这件事暂时搁置起来，直到我找到一个安全的地方，愿意好好想想这件事"。

3. 花时间好好考虑一下你希望多长时间参与一次团体活动，以此来管理你的社交焦虑。虽然有时我们没得选（例如工作需要），但我们可以花时间筹措和规划团体互动。

要是团体中还有其他人也有社交紧张，可以和他们一起"结伴"出席活动。如果可能的话，为你要在那里待多久设好时间限制。

4. 有创伤史的人有时容易产生禁闭感。想想你所处的环境，尽情掌控你能掌控之处。例如，如果你在没有窗户的房间里会觉得很紧张，那就坐在门边。如果你的位置让你觉得不舒服，就请一起吃饭的人和你换换座位。环境对你的焦虑感有很大的影响。

5. 如果可能的话，焦虑的时候，用你的大脑来安抚自己。比如提醒自己，你现在是安全的，没有人能伤害你。我建议各位逐字逐句地背诵上面那句话。重要的是不要否认你的感觉，因为焦虑预示着现在或过去存在危险。如果你感觉是过去的危险在作祟，那么可以提醒自己，虽然你曾经的恐惧是合理的，但现在没有外在数据表明那种危险依然存在。

6. 压力会让闪回等许多 CPTSD 的症状变得越发严重。有必要掌握基本的压力管理技巧，以防止 PTSD 的"爆发"。基本的压力管理技巧如下：

（1）横膈膜呼吸法，又称腹式呼吸，控制并放缓呼吸，

第四章 辨识、理解与管理解离

能将你带回你的身体中。

（2）与信任的人建立起社会支持——挑选你的谈话对象，寻找那些愿意倾听和理解你的人。

（3）能够察觉什么时候社交活动太多了，考虑花点时间独处。

（4）可以的话，每日锻炼。

（5）养成良好的睡眠习惯。

（6）如果你久坐的话，每小时站起来，有意识地活动活动。

（7）每天至少做一件令你心情愉快的事。

（8）虽然这方面的数据还在不断更新，但越来越多的研究认为，营养与良好的心理健康有关。除了少吃快餐和加工食品外，还要增加果蔬的摄入。

（9）限制或拒绝摄入引发焦虑的化学物质，例如尼古丁、酒精和兴奋剂类药物。

这些技巧的宗旨都在于将焦虑视作一种警示信号，而非彻底为它所控。压力会让闪回、解离等许多 PTSD 的症状变得越发严重。具体而言，在应对解离时，创伤性记忆可能会导致自我分裂——因此有必要学会管理焦虑和压力。如果你有意深入探究自己的过去的话，我建议你先调整好自己当下的状态。

小结

解离包含一系列令人费解的现象，这些现象无不影响着创伤幸存者。当生活充满恐惧和不安时，解离往往是种必要的逃避和防御。但如果你觉得解离给你造成了困扰，那就该设法控制。鉴于焦虑通常与解离相关，创伤幸存者不妨将焦虑视作一个重要的标志，看看是什么引发了痛苦的主观体验不连续状态。归根结底，由创伤引发的解离是种游离于头脑之外的体验。我认为应对解离最好的方法是慢慢地设法多待在自己的头脑中，循序渐进地学会包容那些具有挑战性的想法和感受。

为实现这一目标，下一章会探索另一条疗愈之路，学习如何进入你的头脑——心智化。培养这种技能让我们有望更好地与他人建立联系，变得有能力控制我们的情绪，并在尊重自身痛苦的独特性的基础上，发展出对自己的同情和谦厚。

提升元认知能力的心智化和真实性策略

第五章

☺ × 😐 × ☹

我们很幸运，如今有大量技巧和技术能够帮助创伤幸存者减轻痛苦。此外，还有一些相对较新且较可靠的研究表明，一种名为心智化的能力可以帮助我们从复杂性创伤中康复。事实上，有些研究者认为心智化是元认知——对思考的思考——的一种形式，还可能是解析心理健康最主要的基本原则。本章中，我们将探讨何为心智化，如何才能自主培养这种能力，从而让你继续这段旅程，找回自己的身份认同，并与自己的头脑建立起健康的关系。

换个角度讲，心智化旨在了解我们自身的想法与别人的想法。因此，它可以打击给我们的生活带来太多负担和压力的身份盗窃。若能做到心智化，我们就能不再感到混乱，因为我们不会再将自己的想法与别人的想法混为一谈。这是终极的独立自主。

何为心智化

心智化是一种想象性的心理活动，使我们能感知并解释自己和他人的需求、欲望、感受和信念。这是一种全面的思维方式，旨在思考自身思维，反思我们的心理和情绪功能。虽然心理治疗师已经开始运用心智化的概念，学习如何更好地帮助来访者，但无论你是否在接受疗愈，这些理念都很适合我们所有人相互传授和学习。

让我们来看一下具备健康的心智化能力和理想的反思功能的例子：

吉萨（Geetha）是我的一位长期来访者，她因为童年和成年后的创伤事件做了好几年咨询。她的疗愈进展得很顺利：她觉得我能理解她，我们打从心底里相互欣赏。一如所有良好的疗愈关系，吉萨认为我很有同理心，而且我们相互懂得对方的幽默。这一点在所有人际关系中都很重要，但我的幽默感是那种冷幽默，有些人理解不了这种幽默，可能误解我的意思，乃至认为我态度轻浮、油嘴滑舌。

一天，她说起了一件她提过很多次的事情。通常说到这件事，她都会说点冷笑话，但那天她比往常更为脆弱、更为忧伤。她在叙述时，我笑了一下，尽管我一发现她状态不对劲，就立马停了下来。我疏忽了她的情绪和心理状态，这一疏忽虽然短暂却严重，她显然很受伤。我赶紧道歉，承认我错估了她的心理状态，但她走的时候依旧一脸受伤。下次来咨询时，她一开口便说："我一直在想上次的交谈，我很受伤。你那天似乎不在状态。我起初很生气，觉得我应该终止咨询，因为你似乎和我生活中那些伤害过我的人一样，是个虐待狂。但过了一天左右，我转念想，'等一下。塔玛拉一直很理解我，也没有证据显示她是个虐待狂'。然后我就在想为什么我的反应如此剧烈。明明你当时就转变了态度，还道了歉！有那么一瞬间我觉得你突然变坏了，我有点吓到了。我继而想到以前不知有多少次我也是像这样，别人犯了错，却不给别人机会改正。"

如你所见，吉萨在自己身上下了很多功夫。她不仅意识到以前的那个她不会再给我机会按照她需要的方式与她交流,更认识到她的反应就当时的情况而言有些过激。此外,她还很想知道为什么她会突然变得那么讨厌我,甚至考虑到了她当时的惊讶、愤怒和担忧。如果没有使用这些有益的心智化技巧,下次咨询时吉萨可能会说我故意伤害她,为我们之间的分歧感到崩溃。换言之,她可能会认定她对我的看法(我是个虐待狂)是真的,因为她就是这么想的。这样一来,我俩便不可能去思考这件事的意义,也不可能弥补我伤害了她的事实,尽管是无心之过。

具备心智化的能力,为我们理解自己和他人的想法奠定了基础。心智化能力对我们生存的各个方面都至关重要。这种能力使得我们能以真实的样貌行事,同时更准确地反思我们认为他人是怎么做的、怎么想的(毕竟我们永远无从确切地得知他人的想法),不再受创伤的驱使和偏见的左右。此外,它还能让我们学会谦逊,发觉并承认我们不知道的东西。

本章我们将探讨如何培养你的心智化能力,并利用这种能力与自己、与他人建立联结,为自己打造出以健康和安全依恋为标志的关系。

让我们看看下面这些概念能否帮到你。

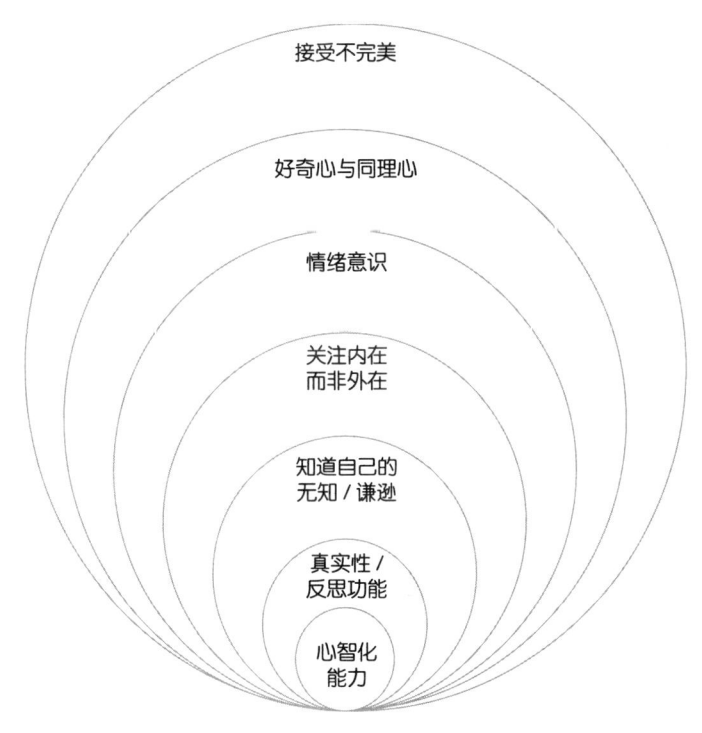

图 4 心智化的重要概念

（同心圆从外到内）：接受不完美；好奇心与同理心；情绪意识；关注内在而非外在；知道自己的无知/谦逊；真实性/反思功能；心智化能力

进一步明确心智化的含义

心智化主要包括反思性思考和情感真实性，也就是感受和真诚地面对自己与他人的能力——这种能力对心理健康来说也至关重要。举个例子，如果吉萨确信我是个虐待狂，这可能代表她出现了与心智化截然相反的解离性崩溃（一种更严重的解离形式）。在解离状态下，我们不仅无法理解他人的想法，认识到他人与自身的区别，还会将他人视作坏人，认为我们觉得他们心怀不轨的假设全都是真的。

真实性原则可以帮你记住与自己建立联结、了解并拥有自己真实的声音有多重要。这一点非常重要，可以帮助我们对抗在经历创伤时可能出现的身份盗窃问题。要做到这一点，就要了解自己的无知。我指的是两件事。首先，我们需要明白在处理情绪问题时，我们未必次次都能为那些难题找到答案，我们可能需要花时间去理解和反思我们的情绪、想法和行为，才能弄清该怎么做。其次，在一般意义上，我们也需要认识到我们未必能完全理解我们的头脑和精神生活。对头脑的运作保持好奇也是进行真诚的人际互动的一个关键，在真诚的人际互动中我们会对自身的局限性保持谦逊。为此，我们通常需要停止对他人和对自己的评判。

这就是我为何强调我们要把注意力从外在转向内在。创伤幸存者重在分析外在世界。这么做多少是为了评估环境是否安全。但是有时候，关注外在也是一种逃避了解自己内心的方式。还有的时候，我们关注外在，是因为我们误以为只要外在环境看着不像过去的环境，我们就能避免变回原来的样子。然而，疏于关注内在，也会使得我们的情绪意识淡薄，缺乏与他人和自己建立联结所需的真正的好奇心与同理心。

最后，接纳不完美是维持心理健康的关键。许多患有 CPTSD 的人都发现想象一个完美的世界能给他们带来慰藉，在那个世界里，没人让我们失望，一切都称心如意。正如我们所知，现实不可能如此，而理解这一点正是心智化的又一要旨。

安全依恋与心智化能力

早期的依恋关系通常决定了我们的心智化能力，也促成了约翰·鲍比（John Bowlby）等人提出的依恋理论。例如，若婴儿在照料者身边没有安全感，也就是说他们无法预测父母的行为或者父母的行为缺乏一致性，乃至两种情况兼而有之，长大后，他们就可能会发展出紊乱型依恋。紊乱型依恋也称恐惧/回避型依恋，与照料者时而令人开心、时而令人害怕所造成的混乱有关。这种依恋类型常见于创伤幸存者，还有那些与自杀和药物滥用作斗争的人。如果你有紊乱型依恋或者恐惧/回避型依恋的某些特征，你可能会发现你真的很难弄清某个情境是否安全，以致你经常在担心拒绝、失望和幻灭随时随地都会到来。

相比之下，安全型依恋的人在成长过程中拥有过足够的——毕竟没有完美的照料者——安全感和保障，他们会认为人们的行为具有相对的一致性。因此，他们不会为别人身上的缺憾或局限感到迷失。例如，一个安全型依恋的成人被伴侣一连疏远了好几天，她可能会沮丧、会生气、会失望，但她能够安抚自己，因为她知道伴侣会回到她身边。暂时被抛开并不会让她产生彻头彻尾被忽视的感觉或是感到天塌地陷的绝望。生活中的问题和挫折既可以独自解决，也可以在信任和亲近的人的帮助下解决。此外，安全型依恋的人不会对依赖他人感到困扰，因为他们知道我们都必须相互依赖，才能在世界上生存和发展。而对于我们这些有创伤史的人来说，依赖则要棘手得多，它会造成强烈的焦虑和恐惧。

有些研究人员描述了安全型依恋对心智化造成影响的要素。这些要素就是我们在人际关系中要努力做到的地方，包括以下几点：

1. 反省；
2. 活跃的自觉；
3. 生动的交流；

4. 同理心；

5. 谦逊；

6. 鲜少自欺欺人；

7. 能够改变自己的看法；

8. 同情心；

9. 接纳不完美。

这些概念听起来很有道理，但我们很难内化成自己的东西。虽然在这方面没有什么外在的导图能指引我们，但我始终建议将活得真实作为学习心智化和与自己建立良好关系的第一步。不过，真诚和真实总是说起来简单做起来难——特别是对于经历过复杂性创伤的人而言，毕竟他们很擅长转变成别人希望的样子。这种行为是种适应和保护策略，没准还会带来事业上的巨大成功，譬如下面这个例子：

> 童年时的杰夫（Jeff）辗转于美国以外的各个发展中国家，因为他父母的工作就是为世界不同地区提供医疗服务。他的家庭内外都危机四伏。在外面，要担心教派暴力的威胁；在家里，父亲会对杰夫和他的兄弟姐妹暴力相向，

宣泄自己的愤怒和无能。而且私下里还一直有传闻说，他父亲有过各式各样的婚外情，找的对象通常还比自己小很多。但或许是因为杰夫初中就开始住校，培养出了很强的适应力。他在计算机科学方面也表现出不错的能力。成年后，杰夫相当成功，领导过几家大公司，成了所在领域炙手可热的专家。但杰夫决定来接受疗愈，因为他觉得他对自己和自己是谁知之甚少，反倒是很清楚别人的感受。虽然这让他在早期的职业生涯中做出了一些正确的抉择，但随着年龄的增长，他从直属下属那里得到的反馈是，他似乎很冷淡，显得遥不可及，会毫无根据地对他们评头论足。杰夫非常困扰，但他着实不知道人们所说的评头论足、疏远和冷淡是什么意思。这些不满让他感到既失落又困惑。

找寻真实性

杰夫的经历表明，一个人可以在这个世界上取得非常大的成就，却从未真实地生活过。我发现，像杰夫这样的人，随着年龄的增长或文化规范的改变，他们会苦于缺乏真实感。就杰夫而言，他在工作中对同事和上司过于殷勤和"虚假"，认为建立关系的诀窍就在于"让别人自我感觉良好"。虽然这个策略不是毫无可取之处，但杰夫在"我也是"（MeToo）反性骚扰运动期间却碰上了麻烦。和他共事的一些女性认为他轻视她们的才能，只会给她们一些空洞的赞美。需要澄清一下，杰夫似乎并不是有意要利用他的同事——他更像是一个懵懂的青少年，想要弄清该如何让别人喜欢他。创伤剥夺了一个人与成年后的自己建立联结的能力，因此有些人会继续依靠他们在童年或青春期时使用的技巧，最终致使有些人认为应对这个世界的方式就是关注别人的需求。就杰夫而言，因为从小他父亲就与女性有不正当关系，他不仅不清楚男性应当如何对待女性，还内化了他在父亲身上看到的形象：一个肤浅无趣的男人，只看得到女性的性别特征，并不将她们视作平等的人，认识不到她们或许不需要那些夸奖她们有魅力的溢美之词。像杰夫这样的人需要寻求帮助，找到一种与他人相处的方式，这可以从学习如何变得真实开始，包括去理解自己不知道的事。

了解自己的无知：反思功能

追求真实性始于认识到我们并不知道他人是怎么想的。难以做到心智化的人都有一个显著特征，即他们确信自己知道别人的想法。换言之，他们会猜测别人的想法，以之为事实，并不去求证是否真是如此，比如去询问对方，或者将心比心地从对方的角度来看待问题。创伤，尤其是在相对孤立的情境下发生的创伤，通常都需要幸存者做出假设和预测。这么做有时是可行的。例如，在学校里被霸凌得很惨的孩子，会知道欺负他的人是真的想要伤害他。他可能会学着避开他，绝不和他单独相处。他会形成一种假设："那个男孩很刻薄，他想要伤害我，但我心里有数，我可以保护自己。"这个例子说明知道某些事情可以起到保护作用。

然而，若环境中存在众多威胁，或我们对威胁的认识主要来源于复杂性创伤而非现实情况的话，我们就会感到困惑，可能会将没有威胁的情况误认为存在威胁。

再来看看有多个目击者的创伤情境。一些研究人员指出，尽管 2001 年纽约世贸中心发生的袭击事件对于经历过的人来说可谓九死一生，但有为数众多的他者可以讲述他们的经历，证实他们的故事，这对他们来说也是一种疗愈。事实上，要验证你的假设，就是要设法利用外在资源让你的假设接受现实的检验，而有人能告诉你，你的经历是真实的，这就是一种外在资源。相反，若没有人能证实你的经历（比如房间里只有一个加害者和一个受害者的情况），你就只能完全仰仗自己来解释你的遭遇。

真实性和意义只能由我们内心的感知来定义。你可以自行确认对你来说什么是真实的，你不能也不应该总是依靠现实的检验和别人的证实来确认什么是真、什么是假。然而与此同时，矛盾的是，真正的心智化还包括要明白有时候你可能不知道自己在想什么。你需要接纳含混不清的状态。如果察觉自己真实的想法对你来说并非易事，那么下面这项练习可能会（但愿如此）促使你思考自己与真实的状态之间的关系，并学着去发现你的真实状态。

探索真实性

1. 回想一下上一次你对某件事产生强烈感受的情况。那是什么事？你具体有什么感觉，你在身体的哪些部位感受到了哪些感觉？

    _____
    _____
    _____
    _____

2. 当你回想这段经历时，你会在多大程度上考虑别人对这件事的看法或价值判断，还是觉得所有的想法都是你自己的？想想你有多确信这一点。

_____

_____

_____

3. 如果此时有其他人浮现在你的脑海中，那可能代表你受到了外在因素的影响，产生了基于他人的感受。若是如此，想想那人是谁。比如你坚决主张某一观点，其实是因为对你影响很深的某个人坚定地支持这一观点（例如父母、你钦佩的人、网络达人）。如果是这样的话，看看哪些想法是对方的，哪些是你自己的，二者可有区别。

_____

_____

_____

4. 换个角度，想想上次你觉得和某人很亲近的情况。尽可能详尽地描述一下。想想当时的情绪状态和身体感觉，例如温暖、舒适、清醒、有联结感、充实、头脑清晰、思虑周全、有洞察力等。

_____

_____

_____

5. 现在，再想想上次你和某人失去联结的情况，即使你们之间似乎有许多情感或波折。想想你当时的情绪和身体状态，如发冷、麻木、身体疼痛或紧张、头晕目眩、混乱、迷失、想要讨好他人、担心别人的看法、焦虑等。

_____

_____

_____

6. 现在，再来看看你独处时的状况。哪些想法能让你觉得安全，让你觉得能了解自己的核心身份？这些想法可能涉及你爱的人、真正支持过你的人、了解关心你的人，也可能涉及你的自我力量和心理韧性，还有你明确自身目标与价值的能力。

_____

_____

_____

_____

7. 接下来，想想上一次你试图取悦某人，试图变成对方希望的样子的情况。你是否说了或做了什么违背自身意愿的事？从某种程度上来说，你会觉得你是在"扮演"，而非"做自己"。比如有朋友向你抱怨你们另一个共同的朋友，你并没觉得那个朋友有什么不是，但你还是附和了对方——因为你觉得这是对方想要的回应。

_____

_____

_____

_____

8. 最后，静下心来看看你对这些问题的回答。花点时间想想你的核心价值和信念，想想是什么让你变得如此独特而又重要。可以从以下这些方面来思考你的价值，勾选

第五章 提升元认知能力的心智化和真实性策略

你看重的东西。

- ○ 工作或对社会作出贡献。
- ○ 你渴望拥有的各种关系。
- ○ 你与自己身体的关系以及你照料它的方式。
- ○ 是否拥有精神信仰以及精神信仰在你生活中的排序。
- ○ 自身存续的重要性。
- ○ 对自己的生活有自主感和控制感。
- ○ 在日常生活中找到乐趣。
- ○ 为需要你的小孩或动物带去爱与安全。

9. 写下其他符合你真实想法的价值观。

_____

_____

_____

做这个练习你感觉如何？但愿它能促使你去思考你的价值观和信念，还有将自己的想法与他人的想法区分开来的重要性。

感受真实和保持真实都需要耐心地练习，认识到什么适合你——就像试试不同的衣服，看看哪件合适。当然，我打这个比方并不是想说这事就像试衣服那样轻而易举。探寻自己的真实面貌、自己真正认可的东西，往往会是一段漫长的试错之旅。可以说，我们需要经常将不同的想法想象成自己的一部分，这样才能看清哪些想法真正符合我们的感受。

关注内在，而非外在：管理过度警觉

疗愈复杂性创伤的另一个重点在于找到关注内在与关注外在之间的平衡：应对过度警觉的本能。过度警觉是对持续存在的危险的反应，常见于患有 PTSD 和 CPTSD 的人群。它也需要我们关注外在，包括别人的想法。这种做法一开始是种适应策略，但逐渐变得过为已甚。随着时间的推移，过度警觉就成了一种失败的认知策略，因为在我们的头脑之外有太多东西需要追踪，而我们不可能追踪所有东西。因此，就算从合算的角度来考虑，也要培养自己的心智化能力，以便了解自己的想法。如果我们能关注自己的想法，注意这些想法是否符合外在经验，我们就能更好地掌控自己的生活。

为此，我们将要探讨心智化的下一个方面，也就是了解自己的感受，不带评判地觉察自己的情绪。

觉察和接纳情绪

了解和觉察情绪是元认知的另一个重要步骤。但动动嘴皮子说"这很重要",可远比实际做起来轻松多了。务必要意识到,我们大多数人在关系紧张的人际互动中都不知道自己的真实感受。了解自己的具体感受需要大量的练习和努力。如果你经历过复杂性创伤,那么在参与看似充满情感的对话时,你可能习惯于将自己的真实感受"拒之门外"——把自己的感受束之高阁,有助于你专心应对你所感受到的威胁。有很多方法可以练习觉察和了解自己的情绪——这些方法肯定有助于你满足自己的需求,与他人建立起健康有益的关系,而不再受恐惧或不确定性的驱使,有意维持肤浅或疏远的关系。试试这些练习,看看是否对你有用。

觉察情绪

1. 如果你想觉察自己的情绪,要做的第一步就是扫描你的身体,情绪会首先反映在躯体上。想想上次你经历过的紧张或消极的情感互动。它反映在你的身体上了吗?如果有，反映在哪里？

_____

_____

_____

2. 下一步是当你想要对某些负面的事情作出反应时，给自己一点时间，停下你要做的事，想想你心中的感受，是愤怒、恐惧还是困惑？回想一下你之前写过的情境。这些感觉出现时，你在想什么？不带评判地去觉察，把你感受到或注意到的东西写下来。

_____

_____

_____

3. 你还需要练习了解你在平静时的感受。所以，想想你现在的感受。如果你觉得安全，察觉这一点，并想想这一刻你有些什么感觉。如果你觉得焦虑，不带评判地接纳它，然后问问自己你可能在紧张或焦虑些什么。如果你没有头绪，也不要妄加评判，试着对你的体验感到好奇，无论你注意或感觉到了什么，直接写下来就好。

_____

_____

_____

4. 当你产生强烈的情绪时，试着不带评判地接受它们。记住，小时候我们需要别人来告诉我们，我们感受到的强烈情绪不会伤害任何人。如果我们没有听到这样的信息，我们可能会担心强烈的情绪是危险的，会置我们于险境或者让我们对别人充满威胁。如果你小时候没有经历过这样的确认，现在你必须为自己做这件事。这可能并非易事，但你只需对强烈的情绪敞开心扉就好，不必急于应对。写下你感受到的强烈情绪——请记住，情绪只是中性的数据点。

_____

_____

_____

如何觉察自己真实的情绪，并没有一套标准方法可循，但希望上述练习教会你一些基本的策略。总结一下上述练习，需要记住的要点是：

1. 扫描你的身体，身体通常会率先感受到情绪。
2. 了解自己在平静时是何感受，这样你才能有一个基线。当强烈的情绪出现时，可以据此评估你的情绪。
3. 在强烈的情绪出现时，不加评判地予以接受，而非将它们视作威胁，需要立即压制或阻断。

练习是关键。请记住，经历过复杂性创伤的人，通常不得不成为别人的情绪管道，可能会弄不清哪些情绪是他们自己的。也别忘了，这种与他人分离开来的感觉虽然可能会很痛苦，却是寻找走入自己内心之路的开始。要做到这一点，你必须努力控制你的过度警觉，看看当你关注自己而非他人时会发生什么。

在你持续努力探测和了解自身情绪、承认自身经历的过程中，还有一些帮你建立起对自己和他人的好奇心与同理心的方法可供参考。

对自己与他人的好奇心与同理心

心智化的一个关键是建立起对自己和对他人的好奇心与同理心。你可能会聪明地问一句，对他人的好奇心和同理心为什么会有帮助呢？特别是你本来就很仰仗过度警觉和随之而来的顾及他人的行为。你可能还想问，既然你如此关注外部环境，怎么会没有好奇心呢？问得好，但事情是这样的：当我们过度警惕地关注着他人时，关注的通常都是显著的危险信号，因此可能疏忽了事情的关键方面——就像那句老话说的，"只见树木不见森林"。换言之，如果我们一味地盯着他人释放出来的危险信号，就会在无意间错过他们情绪的细微变化，还有我们自身情绪的细微变化。归根结底，过度警觉和持续关注他人也许能让我们避开一些危险，但代价是忽视我们在乎之人的整体情绪。

要解决这个问题，同样要从好奇心入手，你需要一些时间和练习去培养好奇心。下面是一些练习，旨在用真实的好奇心和同理心取代焦虑的过度警觉倾向。一起来看看这些策略中，是否有你可以尝试的有用的策略。

练习好奇心和同理心的策略

1. 当你产生强烈的情绪时，停下来想想为何你会有这些情绪，既要考虑内在因素（如身心感受、你的心情、你当天的经历、可能被你带入当前经历中的一些过去的体验或教训），也要考虑外在因素（如别人可能做了或没做什么、你俩身处的状况和面对的压力）。

2. 记住，你不需要站上法庭为你的感受辩护，去证明你的感受是正当的。你的感受本身就是正当的，即便它们来势汹汹，即便你觉得它们似乎不能全然站住脚。所以，无论你有何感受，都请善待自己。同样地，将你的感受看作数据点，当你决定要如何对当下的情境作出反应时，它们能为你提供有价值的信息。

3. 若你不能理解别人的感受或想法，给自己一点时间，不要自以为你知道对方的意思，然后急于采取行动。请直接询问对方。即便对话已经过了一段时间了，只要你发现你没弄懂对方的意思，只管说出来，比如"不好意思，几分钟前你说的那些话我可能漏掉了一些重要的内容，你刚才说的……是什么意思"。

4. 对许多有过创伤史的人来说，对别人感同身受似乎很容易，但请记住，真正的同理心是在解释一段经历时，要尽可能全面地考虑多种因素。如果某种情况或某个人的行为在你看来似乎已经很明白了，还请停下来，思考一下其他的解释。你的感觉可能是对的，但重点是要全面评估当时的情况。

5. 练习想象别人的经历是怎样的。就算对方和你截然不同，你也可以设想如果你是他会怎样。

6. 对自己的同情心和同理心会扩散开来。你越发能对自己抱以这样的感觉时，就会注意到你也开始这样对待别人了。

在接下来的一周里，试着注意一下有什么场合能让你使用这些策略。如果你使用了某条策略，请写下你的反应或想法：

1. 停下来想一想你当时为何会有那些感受，不要对强烈的情绪做出本能的反应。你注意到了些什么？

_____

_____

_____

2. 把你的感受看作数据点，你无需为之辩护，哪怕是强烈的感受也一样。利用这些数据点，决定你要如何应对当前的情况。这时，还可以练习重新解释某种强烈的情绪。例如，"女朋友没有立即回我短信，我很生气，但后来我想起来了她的工作能忙到什么地步"。

_____

_____

_____

3. 如果你不理解别人的某种感受或想法，明确地问清楚，试着更好地理解对方，不要猜测他的意思。试着这么做了之后，反思一下。在你练习明确地去问个清楚时，想清楚发生了什么。

_____

_____

_____

4. 下次你再和别人处于有些情绪化的状况中时，哪怕一切在你看来几乎一目了然，也要停下来思考一下当前的情况是否还有别的解释。写下你想到的与你最初的估计有别的其他解释。

_____

_____

_____

5. 发挥你的同理心，练习想象他人的经历是怎样的，也可以练习对自己发挥同理心，斟酌自己的经历。例如，"我之所以反应过度，是因为我此前已经失望过很多次了。这是人之常情，没必要苛责自己"。

_____

_____

_____

为便于进一步自省，请在下面的空白处写下你成功运用这些策略的几次情况。分析这件事对你练习对自己和他人抱以好奇心，为收获更好的结局起到了怎样的帮助。

当时是怎么回事？_____

日期：_____

我使用的策略（如重新解释、停下来思考、质疑自己等）：

_____

当时是怎么回事？_____

日期：_____

我使用的策略（如重新解释、停下来思考、质疑自己等）：

_____

当时是怎么回事？_____

日期：_____

我使用的策略（如重新解释、停下来思考、质疑自己等）：

_____

当时是怎么回事？_____

日期：_____

我使用的策略（如重新解释、停下来思考、质疑自己等）：

_____

接受不完美

　　说到健康依恋与心智化，我想强调的另一点是学会接受不完美。你可能以为我这话是专门说给那些高度紧张的人听的，他们需要有一个完美的家、完美的外貌等。对创伤幸存者来说，完美无瑕的意义远远超出了这些刻板印象。特别是家庭环境混乱的话，孩子需要自我安慰，而他们的自我安慰通常会幻想一种一切都"恰到好处"的生活。年幼的孩子在创伤情境中会想象出一个安全的完美环境，那里是一个温暖舒适的世界。此外，经常感到羞耻的孩子会塑造出一个理想的自我，以避免沉重的失落感和认为别人会伤害他们是因为他们有错的想法。就算是成人经历创伤后，也会想如果当时采取不同（这个"不同"通常就是"更好"的意思）的行为，自己就不会受到那些伤害自己的偶然事件的影响了。

完美意味着对自己和他人设下很高的标准，这就导致我们若没有达到标准，可能非常难以应对失望。同样地，这里面其实没有完美什么事，更多的是失望在提醒我们，并不存在理想的世界。

在我看来，创造一个至高无上的内在或外在世界，希望人人都是善良的化身，是在保护自己不受现实的伤害，毕竟世界上充满了有缺陷的人，他们可能会伤害你。这个机制虽然看似可以避免绝望，但往往也会带来更多困扰。现实世界中没有人能完美无缺，没有人能实现理想的世界。

如果对完美世界的渴望，阻碍了你培养心智化能力、与他人建立安全健康的人际关系，请练习学着与不完美共存，甚至有可能接纳不完美。下面是一些值得尝试的理念。

与不完美共处

1. 想想上次你觉得自己犯了错的情况。是什么错,你有何感受?

   _____
   _____
   _____
   _____

2. 现在回想起来,你是否觉得你对自己过于严苛了?

   _____
   _____
   _____
   _____

3. 若是犯了错,人们经常会在反复思考(反刍)这一过错和完全不去思考(撤退)之间来回切换。你是否发现自己也处于这两个极端中的一端？你如何才能转移自己的注意力，不去过度思考你的过错，而是以一种冷静、富有同情心、不带偏见的方式去反思？

_____

_____

_____

_____

4. 你如何安慰自己？你能得到朋友、家人或诸如心理治疗师之类的第三方的支持和认可吗？也许你会提醒自己孰能无过，或进行其他安慰性的自我对话？

_____

_____

_____

_____

5. 想想人们通常是如何应对不完美的。他们可能会拿自己和别人比较、幽默自嘲，如果有必要的话，还会设法修复关系。现在再想想你方才举的那个事例。你当时是怎么做的？你本可以怎么做？

_____

_____

_____

_____

6. 最后，想想你做了某件后悔的事之后的情绪，是难过、害怕、生自己的气还是对别人不满？你是否会想起过去的创伤？

_____

_____

_____

_____

应对不完美需要接受我们所做的一些事情结果不尽如人意，而不是自责到无法思考的地步。错误之所以会激起我们强烈的感受，通常与我们过去经历过的失望和害怕有关。事情出错时，我们可能会担心自己造成了破坏或者会发生什么无可挽回之事。好在大多数时候，过失只是在提醒我们，我们无非是普通人。练习接纳和包容不完美，可以更好地同情自己和他人，与他人和自己建立起安全健康的关系，从而真正地滋养自我。

小结

心智化包含许多与元认知——对思维方式的思考——有关的概念，提升了我们以灵活健康的方式进行思考的能力，从而使我们成为更真实、更真诚的人。心智化与依恋，还有我们对他人和自己的情感同调能力息息相关。心智化的重要之处在于提醒我们，我们终此一生都在自我完善。无论面对生命中的任何困难，了解自己都是一项关键原则。现在你已经对心智化有了一些了解，可以借助这些工具开启下一阶段的疗愈。

下一章，我们将讨论 CPTSD 患者是如何在生活中回避一切会让他们想起过去的创伤的东西的，并着手谈谈以更直接的方式面对创伤是否对你有用，如果有用，又能起到多大作用。

第六章 谨慎地应对回避：如何知道什么样的暴露是有益的

回避是 PTSD 和 CPTSD 的常见症状，本质上是规避能让人想起创伤事件的东西。举个简单的例子，某人经历过一场可怕的车祸后，便开始避免坐车。那些一生经历过多次创伤的人，他们的回避反应可能更为广泛、复杂和难解。此外，鉴于一些有创伤史的人并不记得创伤事件的所有方面，他们可能会不自觉地回避某些想法、感觉和行为。

例如，有位叫玛蒂娜（Martina）的来访者反映说，她注意到开工作会议时，她总是尽量坐在门边。有时候，她会提前三十分钟就去参加预定的活动，以便优先占据靠近出口的位置。如果不能提前去，而她最终又没能抢到靠近门或出口的位置，她就会恐慌发作。长久以来，玛蒂娜对自己的这种行为只是隐约有感。可她在彻底意识到了这种行为时，仍旧无法说出为什么会这样。直到她告诉我，她曾有过被关禁闭的经历——她父母过去常把她锁在黑暗的壁橱里——我们才对这种行为有了更深的理解。

然而，回避远不止于行为，其涉及范围很广。任何与过去的不良经历有关的想法或感受，都可能会引发回避反应。虽然这种回避有时是有意识的，但通常并非如此，就像玛蒂娜的例子一样。还有其他一些例子，比如急切地关掉某首歌，因为它可能与某些负面的经历相关，或者当谈话中出现某些触发因素时立马改变话题。不过，PTSD 的回避症状还相对简单明了，包括不去思考或接受与创伤相关的想法。但是，CPTSD 的回避症状会更加复杂，主要因为一切都是自发的。具体在回避哪些想法、感受或记忆可能并不那么清晰。回避可以起到保护作用，这一点不难理解——有时你甚至可能没必要改变这种保护方式。归根结底，关键在于要想想回避在你的生活中发挥的作用，以及这种作用是否具有适应性：也就是说，它使你生活得更容易了，还是更艰难了。因此，本章我们将探讨回避在你的生活中发挥了怎样的作用，并介绍一种名为暴露的技术来干预无益的回避反应。暴露可以帮你面对你一直在回避的东西,你可以自行运用,也可以在一位合格的心理治疗师指导下进行。

在深入探讨回避如何起作用(包括其益处与局限性)之前,让我们花点时间思考一下,你是否具有回避症状。

CPTSD 的回避症状

尽管回避的普遍特征是试图规避一些事物,例如会令人想起创伤事件的想法、行为和感受等触发因素,但仍有必要思考一下你个人所采取的独特的回避方式。以下是一些 PTSD 和 CPTSD 患者可能具有的症状。请勾选与你的体验相符的项目:

○ 想起自己的负面经历时,你会试图分散注意力,想想其他事情。

○ 你不太记得自己的童年经历或不太记得成年后的某些重要经历,也可能两种情况兼而有之。

○ 你不愿详细回忆你觉得自己可能受过虐待的事件。

○ 你难以回忆起那些充满情绪或争吵的事件。

○ 你对环境中看似无害的东西(如歌曲、肥皂、古龙香

第六章 谨慎地应对回避：如何知道什么样的暴露是有益的

水等）抱有厌恶感，而且不知道为什么会这样。

- 你自己注意到或从别人那里得到反馈，你会在谈话中突然改变话题，而且不确定自己为什么会这样做。

- 当别人问及你的事时，你试图转移话题。

- 当别人向你坦承自身的脆弱时，你会试图改变话题，有时甚至会很不满。

- 你对某些类型的人有很强烈的厌恶感——他们可能让你想起了过去的某些人，也可能没有明确的原因。

- 如果不能坐在门边或坐在难以逃生的地方，你会感到焦虑。

- 你避免乘坐那些你无法控制的交通工具，比如飞机、公共汽车或他人驾驶的小轿车。

- 你发现自己大部分时间都很麻木，力图避免产生强烈的情绪。

- 遇上麻烦时，你倾向于避开那些会真诚地和你探讨你自身状态的人。

- 有人问及你的近况或提及你生活中的事情时，你会反过来询问他们，以问代答转移话题。

以上只是你可能体验过的回避症状的部分表现形式。创伤经历多种多样，因此，需要规避创伤触发因素的情况也多种多样。不过，如果你发现你要回避的事情很多，还请记住它们是宝贵的数据点，你可以考虑是否以及如何在疗愈过程中解决回避问题。

请注意，本章中我的观点是，回避是一种保护措施，至少起初是这样的，因此并不是所有回避都有害无益。我只想让你注意到这个概念，你大可自行决定你所采用的回避方式对你是否有用。如果最终你发现回避似乎没有什么帮助，我们将探讨一些能直接解决问题的方法。首先，让我们更深入地思考一下回避发挥的作用。

回避是一种正常的保护机制

回避是复杂性创伤造成的常见后果，我认为我们需要尊重它，因为它可以保护人们不被压垮。一些研究人员和临床医生认为，回避可能会强化或增强创伤性记忆的力量。换句话说，我们越是回避，我们的记忆就越是会纠缠我们。某些创伤性记忆可能确实如此，对于患有 PTSD 的人来说或许也是这样，但患有 CPTSD 的人却未必，因为他们需要处理的记忆多得多。

此外，正如我在之前的章节中提到的那样，在 CPTSD 中，患者更难想起这类记忆，处理起来也可能引发更多痛苦。回想一下情绪调节，患有 CPTSD 的人更难应对强烈的情绪，比如在回想令人痛苦的记忆时产生的情绪。因此，在面对回避等与创伤相关的防御机制时，周全和谨慎地处理非常重要。我认为，我们有必要理解和尊重回避及其他相关的应对创伤的方式。

本章中，我的最终目标是通过让你暴露于特定的体验、感觉或情境中，帮助你在想要回避和想要面对曾经回避的东西之间找到一个平衡点。暴露疗法鼓励你在受控的环境中直面引发焦虑的记忆和相关想法，以便处理你所产生的感觉，而不是本能地对这些感觉做出反应，或继续回避让你焦虑的东西。

不过，有必要记住，许多心理治疗师认为，在合适的时机谈论创伤是疗愈的重要环节。因此，从这个角度来看，我们可以认为所有以谈论创伤为最终目标的疗愈都是一种暴露。

谈话疗愈也是一种暴露的形式

过去，许多心理治疗师都学过一个关键目标，就是要帮助创伤幸存者就他们的经历形成连贯叙事。当你在疗愈或生活中感到安全时，大多数临床医生都认为疗愈的下一步便是思考创伤事件的某些方面。虽然这可能有所帮助，但我认为未必次次都能奏效。患有 CPTSD 的人可能反复经历过创伤或忽视，或者两者兼而有之，而且这些经历通常始于童年早期。从实际的角度来看，有太多创伤需要解决，你怎么知道该从哪里入手？鉴于不少患者普遍存在严重的焦虑和解离症状，以致过去的许多因素都不可能重建了，进而使得构建连贯叙事变得困难重重。

然而，故事是人生不可或缺的一部分。反复经历创伤主要剥夺的一个东西，就是一个人讲述故事的能力。无论是否动用了专业的疗法，疗愈都能够也应该帮助你培养这项技能，但对于患有 CPTSD 的人来说，更实际的情况是他们的部分叙事永远失去了连贯性——他们失去了自己的故事。许多经历过创伤事件的来访者告诉我，高中甚至大学以前的很多事他们几乎都不记得了。目前尚不清楚那些记忆能否找回来。对于许多患有 CPTSD 的人来说，他们的记忆都坑坑洼洼、缺东少西。这是一个巨大损失，而且可能非常痛苦，但确实是许多人的真实故事。最终，你可能觉得无法诉诸言语或杂乱无章的故事，比"连贯"的故事更真实。

事实上，无论你是在接受专业疗愈还是试着自我疗愈，对于你来说，最重要的可能都是创造空间，掌控对创伤的任何探讨。也许这是你第一次感到自己拥有控制权，与其放弃这种控制冒险深入过去，不如在当下所取得的成就之上继续努力。很多人都畏惧思考那些可怕的事件，乃至畏惧更加清晰地意识到自己的想法，因为这么做会使他们受到过度刺激。例如，一个曾经遭遇过凶杀的来访者开始说起与那场袭击相关的事情，却出现了严重的解离，也可以称之为"失去自我"。发生这种情况时，我们回到了那些能够帮助他控制这些症状的技巧上——譬如着陆技术、创造积极的触发因素（比如做些能真正让他感到愉悦、产生积极情绪的活动和思考）、正念以及寻求他妻子的帮助——直到他获得足够的安全感，可以继续探讨他经历过的创伤的某些方面。

你所采取的回避可能对你有帮助。经历过创伤的人通常采用的疗愈方式是就他们的经历形成连贯叙事，这种方式也是一种暴露，而且可能并不适合你。牢记这些注意事项，接下来让我们更深入地思考暴露疗法是否适合你，如果适合，哪些暴露形式可能会有帮助。我们将介绍一些可以自行运用的暴露形式，例如表达性写作，此外还会介绍其他更复杂的暴露形式，通常最好在心理治疗师的帮助下完成。

何为暴露疗法？

正式的暴露疗法是认知行为疗法的一部分。认知行为疗法这种疗愈形式针对的是你对自己和世界的认知或想法，以及它们对你的行为的影响。现在有许多或新或旧的疗愈方法都可以视为暴露疗法。旧的疗愈方法包括骤进暴露和系统脱敏。骤进暴露通常更严酷，这种疗愈方法鼓励害怕某些事物的人快速而激进地探索他们的恐惧。举个极端的例子，比如你害怕蛇，你的心理治疗师就会把真正的蛇带到咨询室来。系统脱敏则将放松与循序渐进地想象恐惧刺激结合了起来。这些旧方法实际上与现代技术有异曲同工之处，正式的暴露疗法的大体思路是学着去思考那些害怕的事，但同时也要懂得如何安抚自己，创造安全感。这种疗法已用于疗愈 PTSD，还有恐惧症和某些焦虑症。但是，骤进暴露在某些情况下太过严酷，不推荐使用。

另有两种新的疗愈方法已经被较为正式地归为用于疗愈 PTSD 和 CPTSD 的暴露疗法，分别是延长暴露疗法和认知加工疗法。此外，还有眼动脱敏与再加工疗法（EMDR），不过在疗愈 CPTSD 方面，学界对眼动脱敏与再加工的效用仍存在一些分歧。以下是对这些疗愈方法的基本描述，以便你了解它们的含义和起效的原理。之后，我将指导你辨别你是适合与心理治疗师一起运用正式的暴露疗法面对你现在回避的事物，还是适合尝试自行暴露，抑或根本不进行暴露。

延长暴露疗法教导个体逐渐接近与创伤相关的记忆、感受和情境。目标是要认识到与创伤有关的记忆和线索并不危险，也无需回避。倡导这种方法的人认为，回避创伤的触发因素会让创伤事件对你产生更强的影响，因为回避会强化恐惧。因此，在疗愈早期就要开始暴露，旨在让你认识到与创伤事件相关的线索和想法本质上并不危险。

认知加工疗法始于对PTSD、思维和情绪的心理教育。来访者会更加清晰地意识到他们的思维和情绪之间的关系，开始辨别出加重PTSD症状的"自动思考"。通常，这种疗法更注重与创伤事件相关的认知，而不是暴露带来的感觉。此外，这种疗法还减少了来访者需要忍受的暴露时间，引导他们改变那些与创伤有关却有害无益的信念。

最后是眼动脱敏与再加工疗法。一些人认为它是一种暴露疗法，其功效经证实与暴露疗法相当，特别是对疗愈PTSD来说。眼动脱敏与再加工疗法要求来访者专注于他们曾经遭受过的创伤体验中的一个画面，而心理治疗师则指导他们进行某种眼球运动，或用耳听音调、手部轻拍或其他类型的触觉刺激代替眼动。这么做可以增强对创伤经历的处理，因为触觉刺激能使来访者更容易面对创伤经历。这种疗法的支持者认为，将创伤性记忆与新信息联系起来，可以建立起新的神经连接（这个原理也适用于一般的心理疗愈）。

本质上，所有暴露疗法都要让患者了解创伤造成的影响，并使用各种技巧来管理疗愈期间和回忆负面事件时的情绪。研究表明，暴露疗法非常有效。这类疗愈疗程相对较短，广泛适用于想要快速干预、手头拮据或者两种情况兼而有之的来访者。尽管如此，暴露疗法也存在局限性。在你继续学习应对CPTSD 的症状，并考虑要解决回避带来的哪些问题时，有必要记住暴露疗法的不足之处。

暴露疗法有哪些不足？

暴露疗法的一个缺点是可能会引起很大的痛苦。在尝试暴露疗法之前，最好已经掌握了一些工具来应对思考创伤事件所产生的不适感，比如本书介绍过的情绪调节技巧，当情绪出现时能够理解和觉察自己的情绪，并带着好奇心和自我同情对自己的感受和想法做出反应。许多经受不住暴露疗法的来访者反映，虽然尝试解决一些受到虐待或创伤的记忆似乎是个好主意，但他们不安得出乎预料。

没有足够的社会支持，一些人的 PTSD 或 CPTSD 症状可能会恶化。不幸的是，我见过一些人自杀的想法愈发严重，或是情绪愈发失控。不过，一名经验丰富的心理治疗师在使用暴露疗法时应该能够发现来访者不堪重负的征兆，从而帮助这样的来访者。如果发生这种情况，应该中止疗愈中涉及暴露的部分，在重新开始暴露之前（如果来访者愿意的话），为来访者留出安全的空间。

由于暴露疗法需要来访者回忆痛苦的事件，因此这些正式疗愈的退出率可能很高（高达约 40%）。而疗愈本可以帮助患有 CPTSD 和 PTSD 的人，因此退出疗愈无疑是个令人失望的结果。不过，重要的是要记住，有许多不同类型的心理治疗师和疗愈方法都可以帮助你应对创伤。我个人主张创伤幸存者应该找那种擅长使用各种不同的技术来进行疗愈的临床医生。在疗愈 CPTSD 的路上，你可能会发现有些心理治疗师只有意使用暴露疗法。再次强调，应对创伤的心理学领域已经变得有些僵化，倾向于着重使用少数几种技术，很少强调利用多种方式帮助人们解决问题。因此，虽然一名心理治疗师专门使用暴露疗法疗愈创伤经历并没有什么问题（如果你找的就是这样的治疗师的话），但还请记住，应对创伤有许多方法，只有你才能决定哪种方法最适合你的疗愈之旅。

选择接受正式的暴露疗法是一件非常私人的事情，需要认真对待，慎重考虑。如果你正在考虑接受正式的暴露疗法，一位优秀的心理治疗师应该能够帮助你做好接受疗愈的准备。另外，还有一些因素可以由你自行斟酌。

暴露疗法适合我吗？

浏览以下列表，勾选符合你的情况的条目。

○ 你有对一个或多个创伤事件的记忆。这些事件困扰着你，你希望获得一些帮助来思考它们。

○ 你和曾经给你造成痛苦和创伤体验的人之间存在一定的物理距离（例如，你现在没和那些你在暴露疗法中可能会想到的人住在同一个屋檐下）。

○ 总体而言，你觉得现在的生活很安全、很稳定，你没有处于任何迫在眉睫的现实危机之中。

- ○ 如果你的状况突然恶化，需要帮助，你有足够的情感支持和可以求助的人。
- ○ 你没有频繁出现自杀意念或自我伤害、自残的行为。
- ○ 当情绪席卷而来时，你已经掌握了特定的应对技巧和工具。
- ○ 如果有意不去思考，你会出现特定的闪回、记忆或噩梦，并且有越发严重之势。
- ○ 回避行为或侵入性思维正在干扰你的生活质量。
- ○ 你没有为了应对负面情绪而过度使用药物。

如果你在这张列表中勾选了很多项目，那可能意味着你已经准备好尝试正式的暴露疗法了。如果你没有勾选太多项目，那么最好缓一缓——这也没关系。从创伤中康复的方式有很多，你尽可自行选择对你有益的方式。

尝试自行使用暴露疗法：自我暴露

无论你是否准备好在心理治疗师的帮助下接受正式的暴露疗法，你都可以在去见专业人士之前自己先尝试运用一些技巧，看看效果如何，是否对你有用。正式的暴露疗法需要寻求他人的帮助，他可以引导你梳理一些负面记忆和经历，或者让你面对你目前在回避的特定情境和体验。尝试暴露的其中一种方法是记住谈论创伤经历，这就是一种暴露疗法。因此，如果你愿意，可以自己练习与他人谈论你的经历。

请注意，这可能会有风险，因为暴露过去的经历对你而言可能并不容易，而且并非每个人都愿意倾听别人的创伤或负面经历。如果你决定与别人分享你的过去，请明智地选择对象，慎重地保护自己。如果你以为某人可以信任，结果却发现对方辜负了你的信任，这可能会让你遭到毁灭性的打击。让我们花点时间审视一下你在暴露你的创伤经历时，可以调用的支持系统。

非正式暴露的自我评估

在心理学中，我们经常说拥有"社会支持"很重要，这是标准说法。然而，社会支持的质量更为重要。事实上，研究表明错误的支持方式——指有些人不懂倾听或者以敷衍的方式倾听并只说些陈词滥调（如"凡事都有原因"），乃至不愿花时间了解你的感受——可能会对你的身体和心理健康产生不利影响。因此，如果你在考虑要跟谁说起自己的创伤，有些问题需要想想清楚。

1. 你想要什么样的支持？我认为要回答这个问题，可以想想你想要获得什么样的回应。当你寻求支持时，你希望对方是像奥普拉①那样温暖而亲切地回应你，还是像菲尔博士②那样给予你建议并纠正你？这个问题没有单一的正确答案，可能会有许多不同的回答，但请试着想想在你向别人表露出脆弱的一面时，什么最适合你，你又最需要什么。

_____

_____

_____

2. 你喜欢哪种倾听方式？你希望有人来确认你的感受吗？还是想要有人能说出那件事或那些事有多么可怕？你想要有人能看到你的坚韧、你的力量吗？还是希望他们最

---

① 奥普拉·温弗瑞（Oprah Winfrey），美国著名主持人，由她主持的《奥普拉脱口秀》是美国收视率最高的脱口秀节目，同时也是美国播映时间最长（长达25年）的日间脱口秀。——译者注
② 菲利浦·C. 麦格劳（Phillip C. McGraw），美国著名人类行为专家，曾是《奥普拉脱口秀》的常客，人称"菲尔博士"或"直言不讳博士"。——译者注

好保持沉默?

_____

_____

_____

3. 记住,有时候,自然的对话需要有来有往。要是别人也想分享自己经历的创伤故事或负面事件,是不是只要看起来是相互的(例如,对方表达了一定程度的理解,但并非"完全感同身受",或者他们的经历在某些方面更甚于你的经历),你就觉得可以接受并获得了支持呢?抑或你更喜欢别人安静聆听不置一词,就像十二步骤小组[1]那样?

_____

_____

_____

4. 如果你变得情绪激动或开始感到害怕,对你来说最好的支持方式是什么?你想要被安慰吗?如何安慰?你希望

---

[1] 十二步骤小组,指按照匿名戒酒互助会(Alcoholics Anonymous,简称 A.A.)的十二步骤方案或该方案修改版组织起来的互助小组,旨在帮助成员解决特定问题,如毒品成瘾、酒精依赖等。组织原则是"十二惯例",包括匿名、采取非政治立场和非组织性的等级结构等,以确保成员能够在平等和尊重的环境中共同努力,达成共同的目标。——编者注

对方把手放在你的肩膀上吗？给你一个拥抱？还是给你一些空间？

_____

_____

_____

5. 如果你开始感到情绪失调或担心自己可能会失控，对方可以如何帮助你？你想让他告诉你应对技巧吗？还是只需要他表示会陪在你身边？抑或让他们给你空间自己去解决这些问题？

_____

_____

_____

我知道这些问题可能多少让人有点失望，毕竟我们都希望别人能在谈话中表现得"恰到好处"。但碍于一些原因，这个理想虽可以理解，却难以实现。之所以难以实现，第一个原因可能与创伤幸存者的特质有关。患有 CPTSD 的人适应性很强，非常善于理解别人想要什么。而他们通常认为别人希望他们能变得"健康"或"正常",因此分享像创伤经历这样重大的事可能会影响这种期望。若你决定找人诉说,对方有时会措手不及。请记住,脆弱时的你可能展现出了别人从未见过的一面。有时,人们需要时间来适应这个更加真实的你。

此外,我们生活在一种过度活跃的文化中。不妨想想社交媒体上的那些照片,人们迫于压力争相展示出幸福快乐、令人羡慕的生活。在社交媒体上,涉及创伤和其他困境的问题呈现的维度通常都很单一,或者在呈现时没有尊重你所经历的困难的深度与广度。此外,开诚布公地谈论脆弱感受的对话,现在似乎普遍变得越来越少了。当然,一般而言,人们本来就难以开口探讨脆弱或说起某些让人听着不舒服的事。创伤及其现实影响经常遭到拆解、隐藏或忽视。

我说这么多,旨在表明先前的问题——虽然那些问题可能令你感到有些尴尬——是为了鼓励你思考,如果你决定与别人谈论你的经历,你会需要些什么。我们需要保护自己,明智地替自己挑选知音。这往往意味着在开始谈论艰难的话题之前,要考虑先将我们的需求告诉对方。不错,这感觉很奇怪(我理解),但远比一味希望别人能懂你要好得多;事实上,他们很可能并不知道你需要什么。

如果你选择用自我暴露作为你的暴露策略，无论结果是"好"还是不太好，你可能都需要花些时间记录下你自我暴露时的状况。给自己一些时间和空间进行反思会很有帮助。此外，如果需要的话，请务必寻求你的支持网络中的人、心理治疗师或其他专业人士的帮助。

自我暴露，自我反思

1. 首先，和别人交谈过后，思考一下这场谈话效果如何。你感觉如何？是感到安全、不被理解还是混乱？在这里记录下你的体验：

_____

_____

2. 其次，如果谈话不顺利，想想你可能会做些什么改变。比如下次换个人、更清楚地表达你的需求、预先让对方对你想说的内容有个心理准备，或是想好你要讨论创伤的哪些方面，等等。最后一点儿尤其重要，创伤幸存者一旦开始谈论某些事情，就会像打开了潘多拉魔盒一样。

因为敞开了心扉，我们会更加清晰地回忆起过去，希望向别人讲述多个故事。这完全可以理解，可我们一旦沉浸在记忆中，就有可能失去听众！这不是因为别人不关心，而是因为我们经历得实在太多了。想想你在这个问题上的表现，写在下面：

_____

_____

_____

3. 最后，如果你和别人谈论了你的创伤的某些方面，思考一下哪些做法有效，下次可以如法炮制：

_____

_____

_____

自行尝试暴露疗法：表达性写作

在没有专业帮助的情况下，你可以做的另一件事是进行表达性写作。表达性写作与记日记不同，前者是种短期干预措施，重在帮你处理特定经历（尽管对于喜欢写日记的人说，定期写日记也非常有用）。众多研究表明，写作对你非常有益。就疗愈创伤的表达性写作而言，有数据显示，它对我们的情绪和身体都有帮助，尽管目前还没有专门针对 CPTSD 患者的研究。心理学家詹姆斯·彭尼贝克（James Pennebaker）是表达性写作的奠基人，他自 20 世纪 80 年代以来一直致力于这方面的研究。表达性写作之所以有用，是因为它能让你思考一段痛苦的经历，明白其中的艰难之处，找到这段经历的意义。将一段艰难的经历转化为语言能使你组织你的想法，而写下一个故事则可以提供一种控制感。

至于 CPTSD，前面提到的注意事项在此也同样适用。你可能无法完整地叙述你的创伤经历，因此你需要仔细调整对这项工具的期望。尽管如此，如果你有一两件烦恼的事情或经历想要写下来进一步思考，那么表达性写作同样是种暴露方式，可能值得一试。

请记住，对于有些人来说，他们可能觉得写作过于固定、过于真实。换句话说，有时候，如果我们把某些事情写下来，便会觉得这些事坚如金石，仿佛无法撤销、无法翻篇。因此，如果你决定试着写一写特定的回忆和事件，务必注意这一点。

总之，如果你想开始用表达性写作来整理你的创伤故事，以下是一些粗略的指导原则：

1. 为这项特别的写作创造空间，在你感到平静和安全时再开始动笔。腾出一些时间独处，沉淀思绪，也许可以泡上一杯温暖的茶，有个可爱的宠物陪在身边，只要是能带来舒适感的事物都可以。

2. 尽量不要被手机或社交媒体分心。留出一段专门的写作时间，如果感觉安全的话，这段时间最好独处。在没什么干扰的环境中进行表达性写作效果更好。

3. 想一想你想表达什么。用纸笔写作最理想，因为这样有助于让你慢下来。如果你觉得用移动设备上的记事软件写作更容易，也无妨。研究表明录制语音也一样有效。

4. 选择一个主题。哪件事困扰你最深？

5. 这个主题你是否无法和别人说起？如果是，那么这个主题可能很适合这种私人的表达性写作。

6. 拼写和语法并不重要，你的写作质量也不重要。这种写作不会被别人看到。

7. 因此，也不要主动分享你的写作。尽量让它只属于你自己，起码在最开始的时候要这么做。如果你是在为某个受众写作，你所写内容的意义和真实性都会产生变化。

8. 你可以坚持写你最初想好的主题，但如果写着写着产生了其他想法和感受，就尽管跟着你的笔走吧。

9. 有时候，只要把一些想法表达出来就会很有帮助，不管这些想法看起来多么杂乱无章。还有些时候，试着寻找你写的东西现在困扰着你的原因，也许会有所帮助。想想哪种方法更适合目前的你。

表达性写作的理念在于帮助我们将思想和感受转化为语言。这很有用，因为它将我们头脑中的东西变成了更具体、更可用的形式——这意味着我们能够发展出更多的应对资源，以应对与创伤相关的想法和情绪。

沿用詹姆斯·彭尼贝克博士的方法的专家建议尝试三到十天，每天花十五到二十分钟。如果你明智地选择重点，写些不具有刺激性的材料，那可能不用下太大决心就能做到。话虽如此，还请记住在写作时要注意自己的感受，监测任何你可能感到痛苦的信号。如果你觉得压力过大，可以歇一歇，不必硬逼着自己继续。

归根结底，无论是通过与他人交谈还是自己尝试写作等非正式的方式，暴露都只是应对创伤事件的一种方式而已。你也可以考虑去看心理治疗师，他们可以引导你更详细地回忆你所回避的事件、想法和感受。但希望我在本章中已经说清楚了，处理你对创伤的想法，还有你回避这些想法的倾向，是极其私人的决定，你可以自行决定哪种方法适合自己。

小结

回避是对创伤——特别是 CPTSD——的一种正常和普遍的适应性反应。尽管研究人员在这个问题上持有不同的意见，但你可能会发现不去思考你的经历的某些方面反而对你有所帮助。相对地，有些人则发现通过暴露疗法来直面某些持续出现的想法或闪回更有利于他们。最终，只有你自己才能决定是否要直面创伤或负面记忆。如果正式的暴露疗法看起来太难，请记住，"暴露"无非是谈论和思考创伤事件。你可以自行与信任的人一起尝试，也就是试着与之谈论自己的经历。除了向你筛选过的、值得信赖的人自我暴露外，你还可以尝试表达性写作。经证实，表达性写作对许多有创伤史的人很有帮助，尽管针对 CPTSD 患者的研究还不够充分。

重要的是要记住，只有你能够控制何时以及如何谈论创伤性记忆或者任何与你的过去相关的事情。无论是何种形式的疗愈，如果你在疗愈时尝试了暴露，却发现自己承受不住，请记住你随时可以停止。CPTSD 患者需要努力保护自己免于过度负荷或过度刺激，下一章我们将谈到，保护自己是非常必要的。

应对自杀意念和自杀情绪

第七章

☺ × ☹ × ☹

经历创伤、虐待或偶然成为不公事件的受害者或将导致非常严重的后果,其中之一就是幸存者可能会陷入自杀和自毁的念头中。如果你有过这样的经历,我希望能够帮助你应对强烈的无助感与绝望感,它们可能会让你自残、自伤甚至质疑自己是否值得活下去。本章我将提供处理这些强烈感受的技巧,包括在发生自杀危机时该如何寻求帮助。

自杀意念并不少见

如果你曾有一瞬间想过结束自己的生命,别担心,你并不孤单。自杀意念非常普遍。根据美国疾病控制与预防中心

（Centers for Disease Control，简称 CDC）的数据，2013 年美国约有 930 万成年人（占成年人总数的 3.9%）报告称自己在过去的一年中曾动过自杀的念头。在认真考虑自杀的成年人中，18—25 岁的群体占比最高（7.4%），其次是 26—49 岁的群体（4.0%），最后是 50 岁及以上的群体（2.7%）。

自杀意念竟然如此普遍，这个事实可能令人难以接受。本章的目的不是想让你倍感压力，而是想告诉你很多人都曾有自杀或自伤的想法；此外，我还想教你一些知识，帮助你应对自己的感受，保障自己的安全。

如果你苦于时不时冒出的自杀意念，那么以下这项练习对你来说很可能并不陌生了。但是你仍然有必要思考自己当下面临的具体风险因素，以便确定自己该怎么做。如果现在做这个练习不会给你造成太大压力的话，请尝试一下。（当下做不了也没关系，等你准备好了再说。）

自杀意念的风险因素

请思考以下风险因素清单（如果你能承受的话），勾选与你的情况相符的条目。尽管思考这些内容并不容易，但对你了解现在和将来要注意的风险因素会很有帮助。

○ 严重的睡眠障碍和注意力不集中。

○ 夸张的惊跳反射。

○ 愤怒和焦躁不安。

○ 感觉自己是他人的负担。

○ 过度极端警觉。

○ 焦虑和惊恐障碍。

○ 严重的抑郁障碍或双相情感障碍。

○ 身患疾病（尤其是没有得到良好的疗愈）。

○ 童年有被虐待或被忽视的经历，乃至两者兼而有之。

○ 慢性疼痛。

○ 拥有不良的童年经历，包括父母入狱、照料者之间有暴力行为、家庭中有精神疾病患者或滥用药物的人。

○ 与他人同场时难以感到自在舒适。

○ 曾发生过冲动行为。

○ 有自杀的想法，特别是当人际关系出现问题的时候。

○ 当下有滥用物质的问题。

○ 曾经自杀未遂。

○ 自伤或自残，如割腕或绝食。

- ○ 精神病思维（不依据现实进行思考）。
- ○ 遭受欺凌，尤其是身为性少数群体而被欺凌。
- ○ 家中曾有人自杀未遂。
- ○ 无助感和绝望感。

思考上述问题并非易事。许多人经常会有自我了断或不想待在这里的感受和想法，万幸的是大多数人都不会采取行动。如果你有这些想法，请别担心，它们和 CPTSD 的其他相关体验一样，你可以将其视为了解诸如恐惧、愤怒和焦虑等情绪的数据点。而且，这些想法也和那些情绪一样，你不必为此付诸行动。不过，如果你勾选了上述清单中的多个条目，请考虑联系心理治疗师帮助你应对自己的想法和感受。最后，如果你不确定自己的情况是否严重，别想太多，及时向专业人士求助就好，在你产生那些令你害怕的想法时确保自己的安全。无论何时，求助总是好过什么都不做。

如果你并未处于迫在眉睫的危急状态，但仍然苦于无助、绝望和羞耻的感觉，那么有些策略或许可以帮上忙。现在就来看看吧。

自毁意念的管理策略

管理自毁意念的第一步是了解你目前具体抱有怎样的自毁意念。这一步的目的是减少这些想法对你的日常生活和日常功能的影响,防止自己以破坏性的方式将这些想法付诸行动。

创伤幸存者更容易出现自杀和死亡的想法。虽然人们不完全清楚个中缘由,但创伤会让我们感到无助、绝望和羞耻,这些都可能导致我们过度贬低自己和自身价值。此外,有些人小时候能感觉到,自己的父母非常具有攻击性,有时难以适应为人父母的角色。拥有这样的父母的人在觉得自己是别人的"负担"时,可能会具有自杀倾向。那些曾经或现在具有自杀倾向的人,常常说起这种"拖累他人"的想法。这种感觉可能是个主要的诱因。

数十年来关注自杀思维的临床经验,还发现了一个稍微不那么可怕的想法。正如社会学家、心理治疗师莉莉安·鲁宾(Lillian Rubin)在她 2001 年的回忆录《纷乱人生》(Tangled Lives)中所描述的那样,一些人在经历过艰难的人生体验后(尤其是童年时期的体验),将自杀的念头当成了他们头脑中的一个紧急出口。这种思考方式大致是这样的:"一切都很糟糕,我束手无策。但是,如果我再也无法忍受了,我随时都可以离开，可以逃走。"从这个角度来看，我们可以认为，有时候自杀意念是人们为了让自己走下去所采取的一种矛盾的方式。即使最初导致一个人产生这种想法的情况早已不复存在，这种思维模式仍可能延续下去。

有很多自杀思维和死亡意念都会对人们产生影响。实际上，自杀意念是一个连续体，从消极想法一路发展到自毁行为，大概就像下面这样。

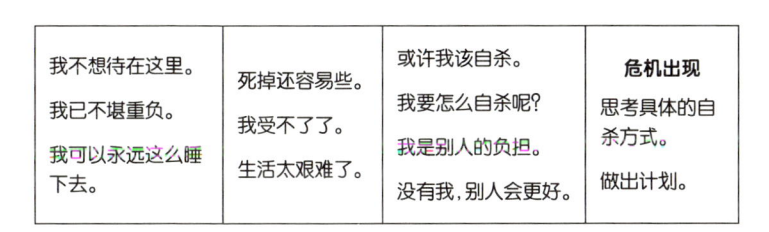

消极想法 ←――――――――――――→ 自杀行为

我不想待在这里。 我已不堪重负。 我可以永远这么睡下去。	死掉还容易些。 我受不了了。 生活太艰难了。	或许我该自杀。 我要怎么自杀呢？ 我是别人的负担。 没有我，别人会更好。	**危机出现** 思考具体的自杀方式。 做出计划。

有个问题虽然严酷，却有必要思考一下：你认为自己目前是否处在这个连续体上？无论你是处于危机之中，还是你的自毁意念更加被动，出现得不那么频繁，你都有必要学习应对策略，以帮助处理这些想法。

自杀意念对人际关系有何意义

无论是主动还是被动的自杀意念，我们都要关注，以免它们愈演愈烈或感觉需要付诸行动。此外，自杀意念，特别是被动或轻微的自杀意念，也给了我们一个很好的机会去理解我们的感受是否与某些人际关系中存在的问题有关——例如，我们是否觉得自己所爱之人否定了我们，或者我们的一些需求没有得到满足。接下来我将提供一些日记写作练习来探讨这些想法可能有何意义，之后再介绍一些具体的应对技巧。

1. 自杀意念通常会伴随人际关系而悄然降临。这并不是说别人做错了什么，而是当你感受到他人的某些想法或感受时，可能产生了这样的自动反应。请回忆上次你产生自杀倾向的情况。写下你记得的内容：

_____

_____

_____

2. 在产生这种感觉之前,你最后见到的人是谁?你们之间的互动有什么奇怪或不对劲的地方吗?

_____

_____

_____

3. 回想当时的情况,你是否感觉到任何攻击性、愤怒或烦躁?是你自己身上的,还是对方身上的,还是双方都有?

_____

_____

_____

4. 你曾担心别人可能因为你而感到疲惫,或者觉得你是"拖累"吗?

_____

_____

_____

5. 你曾担心有人会嫉恨你吗?

_____

_____

_____

6. 你是否曾烦恼于想从生活中的某个人那儿得到更多东西？

_____

_____

_____

7. 你是否曾担心无论是你还是对方内心的某种感受可能会导致你们关系的结束？

_____

_____

_____

这些问题思考起来并不容易，但由于我们进化成了重视关系的生物，亲密关系就可能成为触发自杀意念的重要因素。如果你在上述任一情况中写到了想要自杀的感觉，这就是条很重要的信息。这意味着人际关系可能会触发你的自杀意念，同时也意味着你可能需要保护自己免受某些人的伤害，例如跟他们交往要更果断一些，设下界限，还可能意味着你可以试着不要认为他们是在针对你。毕竟，有很多原因都会让关心我们的人对我们感到失望。有时候他们的反应根本不关我们的事；有时候他们的反应的确是我们触发的,但他们的反应就当时的情况而言可能也有些过激了,这或许是受到了他们曾经经历过的、与我们无关的事情的影响。

但我们通常仍忍不住担心我们对周围人来说是个累赘,特别是我们缺乏对自己身份的认同,唯恐我们的强烈情绪会给自己或他人造成影响的话。依据当时情况的严重程度或我们所经历过的创伤,我们会或缓慢或迅速地转而开始思考没了我们,别人是否会过得更好。我们有必要质疑这些错误的想法。首先请记住,我遇见过的每一个有自杀倾向的人,都有需要他们继续活下去的人(和宠物)。其次,导致人们产生自杀倾向的低自我价值感,无论具体内容如何,都不符合现实。有自杀倾向的人往往对自己要求过高。

如果你觉得你有这方面的困扰,可以从行为和认知两方面着手应对。我们先来关注认知:你需要对抗涉及自我价值的负面想法。这就是正念——不带评判地思考自己的内在体验——发挥作用的地方。它让我们理解,想法只是可供我们参考的数据的载体,而不是关于我们该如何采取行动的指示。

对抗自杀意念

1. 你通常会与哪些和自我价值相关的自杀意念作斗争?所谓自我价值就是涉及你有多么重要或多么无足轻重的评判。请写在下面。

   _____
   _____
   _____
   _____

2. 即使自杀意念是你情感生活中持续存在的一部分,也有必要思考一下应当如何以富于同情心的方式平息这些念头,并找到满足这些念头——尽管它们可能很痛苦——所代表的需求的方法。

   _____
   _____
   _____
   _____

以下是些应对自杀意念的常见方式：

1. 想想这个事实：曾于旧金山金门大桥上自杀未遂的29人都说，他们跳下去就后悔了。

2. 想想这句格言：自杀是以永久的方式去解决暂时的问题。

3. 运用正念记住自杀意念就只是念头而已，我们应该接受和理解它本来的样子，即一瞬间的感觉，而非需要遵从的命令。此外，还可以运用正念记住念头是会改变的。

4. 这里有个精简的正念练习，你可以尝试一下：找个舒适的姿势。深呼吸，专注于将气息吸入腹部，随着吸气让肚子轻轻鼓起。呼气时，觉察身体的感觉。觉察身体哪些部位感到紧张，哪些部位感到放松。不要评判这些感觉。当你更加关注自己的身体时，可能会注意到一些不适的情绪。记住情绪是生活的一部分，是为我们提供指引的宝贵信息，我们不仅能够承受它们，甚至还可以控制它们。

5. 运用第四章介绍过的着陆技术。

6. 转移注意力是个很好的工具。无论你做什么，只要能让你的思想转移到别处就是在转移注意力，比如冥想（如果适合你的话）、你的爱好、运动、电脑或虚拟游戏、工作，或者其他任何能够将你从自杀意念中带出来，让你沉浸在另一项任务或计划中的活动。如果社交媒体可以帮你转移注意力，那就太棒了！但如果它让你感觉更糟，那么在你状态好些之前不要玩社交媒体。

7. 任何形式的运动都有助于缓解自杀意念，剧烈运动更是一种强大的抗抑郁和转移注意力的方法。

8. 如果过去的某些事让你感到痛苦，告诉自己："我现在不必回想当初。"除非和某个让你感到安全的人待在一起，否则不要让自己坠入充满负面记忆的"兔子洞"。

9. 和自己谈一谈你的自杀意念。可以用下面这些话来予以反驳："我并不是随时都有这种想法。这只是我的大脑暂时出了点小问题，意味着我需要更好地照顾自己。"

10. 确保你拥有足够的恢复性睡眠。这是关心自己和恢复心情的基本要素。

11. 虽然这方面的数据还在不断更新，但请注意你的饮食——减少加工食品和糖分的摄入，增加水果、蔬菜和纤维素的摄入。饮食是另一个可能加剧情绪低落，使其越发恶化的生活因素。

12. 死亡或垂死的念头可能表明你没有得到你需要的东西。

寻找能让你在生活的各个方面都感觉更加完整和满足的方法。

如果你的自杀意念似是与人际关系有关，可以参考以下策略：

1. 练习毫无愧疚地表达你的需求。
2. 如果别人只是需要空间，也许可以考虑少依赖他们一点。
3. 扩大你的社交支持网络，这样就会有更多人来帮你满足你的情感需求；如此一来，你就可以减轻某些关系的负担，那些关系可能因为你无意中施加在对方身上的压力而变得岌岌可危了。
4. 如果你内疚于自己的需求太多，请记住这可能与你的过去有关，并不能真实地反映你的现状。
5. 寻找能够与之分享你的自杀倾向的人：通过支持小组或类似场合与他人建立联系，诚实地分享你的困境。

不错，拥有这些念头很可怕，但重要的是要带着对自己的同情去质疑它们。如果需要帮助，请寻求帮助，这样这些念头就不会被付诸行动。

自杀危机的创伤

对于那些经历过创伤的人来说，被动的自杀意念可能是生活中稀松平常的一部分，而被动的自杀意念和引发自杀危机的严重自杀意念之间是有区别的。虽然这是一个沉重的话题，但我们有必要深入了解主动的自杀危机是怎样的，以便你能为将来可能面临的困难做准备——最终从这场本身就足以成为创伤的危机中恢复过来。

不错，自杀未遂与严重的自杀思想（意念）俱是创伤事件。这真的非常可怕，只有经历过的人才能理解。我认识的那些曾经差点寻短见的人，也会害怕自己重蹈覆辙。我们对人们在即将自杀时所产生的那些极度私人和痛苦的想法了解有限。我们只知道，在很多情况下，一个人的思想会发生显著的变化。归根结底，我认为自杀未遂——乃至严重的自杀思想——是先前的创伤逐渐堆叠起来形成的新创伤。来看看下面的例子：

瑞秋（Rachel）50多岁时，相伴15年的伴侣离开了她，和她的一个年轻女性同事在一起了。瑞秋伤心欲绝，逐渐产生了自杀倾向。在服下过量的药物之前，她感觉自己被所谓的自杀催眠或自杀模式控制住了。数周以来，她满脑子都是自杀的念头。她不断地想象着结束自己的生命，在脑海中反复排演那个场景。她还听到有个声音对她说，你毫无价值，应该去死。这种事以前从未有过，她害怕极了。自杀未遂的事她几乎都不记得了，只记得在医院里醒过来后感受到的恐惧和混乱。此时此刻，瑞秋已经不再想自杀了，她甚至不知道自己当初为什么想自杀，又是如何变得想自杀的。

自杀催眠或者说自杀模式的可怕之处在于，一种陌生的思想会接管人们的大脑。这些想法大举入侵，使人们忘记了活着的理由。一个人的大脑会以这种方式背叛他们，这才是自杀危机真正的恐怖和伤人之处。

归根结底，创伤会让我们看不清自己的力量。无论是在童年还是成年时经历的创伤，总有些创伤会让人高估自己的力量，换言之，人们会以为自己应该更能左右环境或结果才对。他们认为他们要为自己受到的伤害负责，施加在他们身上的痛苦全怪他们自己做了或没做某些事。那些认真考虑自杀或已经尝试过自杀的人，会对自己的能力和控制力产生类似想法，并信以为真。

经历过多次创伤和慢性创伤的人很有可能一度感到他们的

生命处于危险之中，无论是由于存在充斥着暴力的现实情况，还是由于他们所感受到的支配乃至足以吞没其生活的强烈情绪。他们内心的这种危险感——即感觉自己可能会将自己置于危险之中——是生活和创伤后遗症的另一个残酷而可怕之处。一位来访者和我说起了这个问题，表达得非常直白。他说："我现在不想自杀。但这很奇怪，你知道吗？我可以自杀。我随时都可以选择死亡。"这是大多数人都想要远离的现实，但它无疑是事实。似乎人一旦曾经接近过自杀的边缘，自杀就会改变他们。死亡的想法似乎会变得无处不在，随时可能成真。而这种体验无论是否付诸言语，都会成为创伤经历的一部分。

如果你经历过这种状况，重要的是要认识到自杀危机具有创伤的性质，要对自己表达同情。我建议你通过支持小组或其他类似的方式，寻找能够理解你的人。虽然满怀善意的亲人会希望你彻底摆脱自杀倾向，好好生活，但思考和谈论自杀意念、自杀行为及其后果的意义会对你很有帮助。经历过急性自杀状态后，通常隔一段时间就可以这样尝试了。这是理解这样一件混乱而可怕的事情的一个步骤。

为未来可能遭遇的自杀危机预做准备，学习相关应对技巧也很重要。虽然很少有人认为自己会落到这种地步——我真诚地希望你永远不会经历这样的事——但如果真的发生了，最好是预先就有所了解。因此，让我们先来了解一下自杀危机的预警信号，还有偶尔出现自杀的念头和主动的自杀危机、自杀模式或者说自杀催眠之间的区别。

了解自杀危机的风险

浏览下面这张自杀危机的风险因素列表，勾选与你或你当前的生活相符的项目。今后无论何时，只要你觉得自己接近危机点了，就可以回到这张列表。它可以帮你理解你当下的经历以及你的感受和想法，进而让你明确该如何帮助自己，满足自己的所需。

○ 发生了诸如失恋、失业、严重的经济拮据等压力性生活事件。

○ 你认识的人最近自杀了。

○ 和曾经一直支持着你的人分道扬镳。

○ 不断想到死亡和垂死。

○ 想要捐赠你的财产。

○ 感觉没有其他出路。

○ 感觉自己把别人拖累得很惨。

- ○ 感觉只有离开人世才能好受些。
- ○ 反复预想结束生命的场景。
- ○ 就结束生命的念头进行了极其详尽的计划。
- ○ 感觉如果你不在了,别人会过得更好。
- ○ 极端的绝望感和无助感。
- ○ 十分消极地认为自己有害甚至会危及他人。
- ○ 感觉自己的想法已不受控制。
- ○ 严重的睡眠障碍。
- ○ 患有重大疾病,特别是伴随疼痛。

经历这些风险因素可能很难挨,但如果你勾选了上述许多项目,那就表明你需要尽快寻求心理健康专业人士的帮助。自杀意念和形成严重的自杀思想(即所谓的自杀催眠或自杀模式)之间存在很大差异。在被自杀思想支配之前,先掌握自己的状况非常重要。一旦自杀的念头占满你的意识,你就更难寻求帮助了。

如果你有自杀倾向该怎么办

如果你有严重的自杀倾向,或是在没有想要付诸行动的情况下仍苦于自杀意念,请考虑寻求心理治疗师的帮助。如果你已经有一位心理治疗师了,请务必与他谈谈你对死亡的看法,无论是否涉及自杀行为。理想情况下,心理治疗师应该经常询问来访者对自杀的想法,但有些治疗师可能不会这样做——特别是来访者已经接受了一段时间的疗愈的话。因此,尽管这种情况可能不太理想,但要紧的是你要掌握自己心理健康的主导权。当出现自杀意念时,请提出来。

正如你已经知道的那样,如果你正在认真考虑自杀,就应该采取行动确保自己的安全。如果情况相当紧急,请拨打911或让别人带你前往最近的医院急诊室。此外,在美国,你还可以拨打800-273-8255自杀预防热线,或者给741-741发短消息。[①] 如果你不确定自己的情况是否严重,请不要想太多,求助就好,并在你产生那些令你害怕的想法时确保自己的安全。

在没有紧急危机的情况下,如果你容易出现自杀的想法,和别人谈谈非常重要,这个人可以是心理治疗师、互助团体,甚

[①] 如果你在国内面临这样的艰难处境,可以拨打全国24小时生命危机干预热线400-161-9995,也可以拨打北京心理危机研究与干预中心24小时热线,座机请拨800-810-1117,手机请拨010-8295-1332。——编者注

至是知道你有潜在自杀倾向的朋友或伴侣。通常，心理治疗师会与来访者制订危机应对计划。这个计划旨在应对像自杀这样紧急而重大的问题。但你若是没有在接受心理疗愈，也可以自行或与你信任的人一起制订这个计划，现在我们就来制订一个。

危机应对计划的宗旨是制作一个你可以随身携带的东西，以便让你在陷入自杀危机时知道该怎么做。美国退伍军人研究中心执行主任克雷格·J.布赖恩（Craig J. Bryan）为制订危机应对计划提供了以下指南（在此我稍微作了些修改）：

```
危机应对计划（CRP）
        ↓
  建立危机应对计划的理由
        ↓
    明确个人预警信号
        ↓
    明确自我管理策略
        ↓
    明确活下去的理由
        ↓
```

第七章 应对自杀意念和自杀情绪

```
┌─────────────┐
│  明确社会支持  │
└─────────────┘
       ⇩
┌──────────────────┐
│  提供危机/急救步骤  │
└──────────────────┘
       ⇩
┌────────────────────┐
│  口头检查并评估使用的可能性  │
└────────────────────┘
       ⇩
┌──────────────────────────────┐
│  准备记录危机应对计划的索引卡或应用软件  │
└──────────────────────────────┘
```

这份指南需要心理治疗师和来访者一起完成。我们即将制订属于你自己的计划,但请记住,与心理治疗师或其他值得信任的人一起准备的计划会更有效。话虽如此,我们先试试吧。

┌─────────────────────────┐
│   危机应对计划   │
└─────────────────────────┘

1. 理解制订计划的理由:人一旦变得具有自杀倾向,就很难记得该如何获取应对资源。因此,如果可以的话,在自杀危机发生之前,就要制订一个安全计划。这样,你就能在较为冷静的状态下,把你所有的资源都准备好。

2. 你的自杀危机的个人预警信号是什么？一些常见的迹象包括越来越沮丧，察觉到自己思维上的变化，感觉愈发阴郁、沉重、疲倦、焦躁，容易与人争吵，还有想到死亡。写下你在那种心境下可能出现的任何想法，比如你可能会想，"一切都永远不会再好起来了"之类的。

_____

_____

3. 写下你在那种情况下可以使用的自我管理策略或应对策略。比如任何能让你感到平静的爱好、运动和活动、外出、振奋人心的音乐、玩手机游戏、喝一杯咖啡或茶、散步以及能够让你转移注意力的安全事物。

_____

_____

4. 明确活下去的理由。想想生命中依赖你的人，比如你的伴侣、宠物、朋友、孩子、你参与的宗教团体、工作或志愿服务中的人们。想一想能给你带来快乐和喜悦的事情。思考一下你的价值观以及生命的意义。（请记住，

第七章 应对自杀意念和自杀情绪

如果你开始变得具有自杀倾向，可能就很难回忆起这些事情，所以当你把计划卷入应用软件或索引卡上时，确保将它们写得明显一些。）

_____

_____

5. 明确社会支持。当你处于痛苦中时，甚至哪怕你只是担心自己可能会感到痛苦，谁可以给你依靠？想想那些让你感到安全的人、可以让你转移注意力的人，还有曾经帮助过你的人，当然也包括你目前的心理健康医生。

_____

_____

6. 如果你处于危机之中，可以打电话给谁并采取什么行动？也许是一个能够并愿意接听电话、为你提供帮助的人，比如伴侣、好友或家人。这个人要能够与你交谈，协助你考虑去医院或寻求其他干预措施。记下他们的电话号码，还有国家自杀预防热线或其他热线。明确你所在地区最好的医疗机构，以便你可以在出现危机时赶过去——例如哪些医院拥有良好的心理健康急救项目，你的保险也可以报销——还有医院的工作人员应该替你联系谁。写下那些地方，还有当你感觉你想要伤害自己或结束生命时应采取的步骤。最后，在紧急情况下请拨打110，使用你制订的计划告知救援人员你的情况。

_____

_____

_____

7. 最后，最好与你信任的人一起检查这份计划，考虑一下在自杀危机事件中真正用到它的可能性。如果你愿意，可以将其誊写到索引卡或相应的自助应用软件中。（请记住，尽管你可以将你的计划录入智能手机，但单从行为调节的角度来看，智能手机会导致焦虑——社交媒体的提醒、电子邮件的通知，还有短信：所有这些都可能会在危机情况下造成压力，而简单的索引卡则不会。）如有必要，为了使计划更清晰明了，可以在誊写的过程中重新编辑一下。

拥有一份随身携带的计划可以帮助你应对危机，还有一点也同样重要，那就是让你与想要活下去的那个自己相系。当自杀危机的暴风雨来袭时，你很难记住应该要做些什么，哪怕那些事在你状态好的时候近乎一目了然。例如，我最近有位来访者，她一向觉得冬季很难挨，而且曾经尝试过在冬季自杀。当迎来更为寒冷和阴霾的月份时，就算她目前没有自杀倾向，我仍建议我们一起创建一份安全计划。在制订计划的过程中，她说，在没有处于自杀状态的情况下，思考自己的这一方面，让她感到很平静、很安全。她还告诉我，谈论她的这一方面，让她觉得我真的理解她，因为她以前总觉得不能和人谈论她的经历中最私密也最令人不适的部分。

寻找有意义的支持来应对自杀意念

与自杀意念和自杀情绪作斗争通常是战胜创伤的一部分，而且这也是最难说起、最难承受的事。如果你曾经历过这种状况，那么找人诉说非常重要。尽管自杀意念可能非常个人、非常私密，而且有些人每天都会想到自杀，但谈论它确实会有帮助。不幸的是，许多有过自杀倾向的人，很难找到可以深入谈论这个话题的人。事实上，一项研究显示，在 300 余名有过自杀倾向的人中，大多数人强烈认为，自杀意念所背负的污名使得他们甚至无法与心理治疗师说起这件事。因此，找到能够理解你、不加评判地支持你的支持网络（无论专业与否）很是关键。

增强社会支持

想想你最亲近的人。列出那些首先浮现在脑海中的人。然后，按 1 到 5 分的评分标准，评估在你有自杀倾向或自杀意念时与他们交谈的舒适程度。1 分表示你不愿和对方交流，5 分则表示和对方交流很舒适。

1	2	3	4	5
不愿交流		愿意交流		交流顺畅

	1 2 3 4 5
	1 2 3 4 5
	1 2 3 4 5
	1 2 3 4 5
	1 2 3 4 5
	1 2 3 4 5
	1 2 3 4 5
	1 2 3 4 5

思考一下你的回答，你能否做些什么让自己在和上述人士谈论自杀意念时感觉更舒适？有种方法是意识到亲近的人可能不知道或无法理解你在某些时候有多么绝望。你能否在尚未身处危机中时，先和他们谈谈这个问题？你能否对他们说："有时我会感觉非常低落，甚至想伤害自己。如果我陷入那种情况，可以找你谈谈吗？"你还能想到其他什么办法吗？

_____

_____

_____

_____

现在，让我们跳出你平时的支持网络。人们经常忘记谁可以真的帮到他们，其实有时候，那些不像亲人和挚友那般亲近的人，在危机中或许反而最能帮上忙。事实上，和我交谈过的许多人，甚至都没有把配偶放在支持列表的首位。这也没什么问题。想想那些偶然认识的或者不经常见面的人——可能是老同学或工作伙伴，可能是精神领袖或你的教团中的某个成员，还可能是你以前的导师或远房亲戚——如果你需要聊聊天或者转移一下注意力，他们都可以陪伴你。

_____

_____

_____

_____

最后，考虑新的人际关系选择。随着年纪越来越大，交友变得更加困难，但是想一想你可以通过哪些方式认识新人，或者加深已有的关系。比如与熟人共进午餐，和那个你总是遇见的家长一起带孩子出去玩，乃至问一问你经常在咖啡店里碰到的那个人是否愿意和你一起吃个午饭。你有什么方法可以结交新朋友呢？

_____

_____

_____

_____

扩大支持网络很重要，因为我们状态好的时候，通常不会太在意现有的社会支持系统。不妨把它想象成为雨天所做的准备。阳光普照时,你不需要那些听到暴风雨预警才要用的东西。你在回家路上并不需要打伞或穿雨靴,但知道自己手里有这些东西仍是有益的。再者,说实话,我们很难找到一位面面俱到的好友。没有谁能满足我们的所有需求,所以身边之人总是越多越好。

小结

自杀意念和自杀情绪是创伤留下的骇人遗迹。这种意念可能是你生活的一部分,会让你陷入危机,不确定生活是否还值得过下去。就像许多与创伤有关的事情一样,你遭遇了那样的经历,竟然还要承受同样不公的后果,这未免也太没道理了。因此,应对这种情况需要理解自杀意念或自杀行为的风险,制订危机应对计划,找到合适的支持方式。你也可以利用自己的内在资源。

自杀有时仿佛是向那些伤害过我们或对我们抱有负面想法的人屈服。当一切看似毫无希望时,请记住威尔士诗人乔治·赫伯特(George Herbert)说过的话:"好好活着才是最好的复仇。"(Living well is the best revenge.)经历过创伤,你依旧可以过上美好的生活，不需要自我惩罚。当你与自杀意念或自我打击的想法作斗争时，它们可能会成为你生活的一部分，但它们并不会拥有你的生活。

当物质使用成为困扰

第八章

☺ × ☻ × ☹

　　26 岁的萨布里纳（Sabrina）是法学院的新生，她说自己是因为焦虑问题想来咨询。萨布里纳来自美国中西部地区，她成长于她口中父母"非常开放"的家庭——他们一个整日酗酒，另一个则和她的一众兄弟姐妹一起吸食大麻。但萨布里纳从未参与过这些活动，她的童年充斥着一种被排挤在外的感觉。相比之下，她的姐妹们就活泼可爱得多，得到了父母更多的关注。萨布里纳经常受到各种贬低，比如贬低她的外貌和智力水平，她的父母在滥用酒精和药物时更是变本加厉。在疗愈后期，她告诉我她很小的时候就意识到自己"出生在错误的家庭"。

高中时，她大部分时间都形单影只，她说自己"格格不入"；进入大学后，她在宿舍里认识了许多沉迷于物质使用的人。萨布里纳喜欢娱乐性毒品，如 MDMA（也称摇头丸或莫利），而且她喝起烈酒来也毫不含糊。萨布里纳发现，她和不尊重她底线的人接触会时不时陷入危险，而在她精神恍惚时很难应对这些情况。尽管如此，她仍觉得啤酒和大麻缓解了她在大学期间的压力，她每天都离不开它们。当我问萨布里纳这样滥用酒精和药物是否会令她感到困扰时，她并不十分确定，只是说它们可以让她远离"负面想法"。然而，我想知道（我猜萨布里纳也在疑惑），在法学院念书是否会令她一发不可收拾地对物质上瘾？最终，这成了她在疗愈过程中想要思考明白的一个问题。

人们从很久以前便开始使用物质进行自我调节或探索不同体验。创伤和复杂性创伤的幸存者们也经常使用物质，其中原因有很多。物质使用是一个复杂的问题，使用者需要冒风险对他们使用的物质做出评判，而这种评判有时会忽略它们的使用背景和情境。作为心理治疗师，我理解人们使用各种物质的需求或意愿。在本章中，我将尝试与你一起用一种中立的态度来看待物质使用，我们将侧重于关注在生活中使用物质的结果，而不去对它进行判断。我们将去思考，我们应该如何看待物质使用行为，以及它对你的正常生活产生了怎样的影响。

或许你也会通过使用物质来应对与创伤相关的症状，尽管这是许多人的选择，但它仍能引发强烈的羞耻感。滥用药物和酒精可能会造成进一步的伤害，因为沉迷其中会使人变得更加脆弱（但这并不意味着成瘾者该为他们受到的伤害负全部责任）。这就要求我们在思考物质使用问题时，纳入更多方面的考虑因素。

物质使用之所以复杂难搞，有心理和神经两方面原因。当人们使用某些物质时，大脑中的许多奖励中枢会被激活。有时，某些物质可能会让情绪问题变得容易应对。刺激类药物能促进活跃状态和分散注意力；镇静类药物可以让大脑平静下来。还有一些物质能使社交互动变得容易。考虑到 CPTSD 患者常常处于不断被想法和感受压垮的风险中，我认为我们不妨将物质使用问题视为等同于其他 CPTSD 症状的一种症状——也就是说，你可以根据它对生活的影响来决定自己如何才能更好地应对它。你想在物质使用的问题上做出怎样的改变？这个问题由你自己来做决定；我或其他专业人士只作为引导者，我们既不是法官，也不是陪审员。我能做的是为你提供你需要知道的信息，方便你做出最适合自己的选择。

在进一步思考你想拥有怎样的物质关系之前，让我们先来了解一下当前的物质使用障碍和自我用药现象。

物质使用问题越发严峻

我们生活在一个药物滥用和酒精滥用的环境中，也由此造就了一个绝望的时代。2019 年，美国公共卫生专家史蒂文·沃尔夫（Steven Woolf）和海蒂·施马克（Heidi Schoomaker）合作发表了一篇文章，他们分析了美国 CDC 发布的预期寿命数据和美国死亡数据库提供的 1959—2017 年全因死亡率。这项研究显示，尽管美国的预期寿命在稳步上升，但在 2014 年后有所下降，这是因为所有种族群体中的青壮年人口死亡率上升，而导致他们死亡的具体原因包括药物过量、自杀和器官系统疾病。这种情况肇始于 20 世纪 90 年代，在美国俄亥俄河谷和新英格兰地区的相对增幅最大。此外，美国多地中年人口死亡率都有所上升，原因是药物使用过量、酗酒、自杀以及与物质使用有关的各种疾病。当然，这多少可以归咎于困扰北美地区多年的阿片类药物泛滥问题。然而，虽然物质使用障碍和物质依赖问题很复杂，但有可靠的证据表明，它们通常与创伤史、PTSD 和 CPTSD 有关。

创伤和物质使用的关系

有调查显示，高达 65% 的 PTSD（不涉及 CPTSD）患者还患有物质使用障碍。2019 年发表的一项研究发现，服用非法药物（包括阿片类药物）的人群在被初步诊断出患有 PTSD 后，出现过量服用非致命性药物的风险增加了近两倍。大约 30% 的 PTSD 患者对酒精成瘾。他们很可能经历了不幸的童年，也更有可能使用物质来缓解 PTSD 的症状。在 PTSD 患者中，更多且更严重的 PTSD 症状都与酗酒相关，这表明患者之所以会滥用物质，可能是为了自行缓解 PTSD 的症状。

创伤是物质使用障碍的风险因素，物质使用障碍同样也是创伤的风险因素。比如可卡因成瘾者，他们在成年后经历的最常见的创伤事件可能包括了目睹他人死亡或身重受伤、应对自然灾害、身体袭击、恶劣事故或性侵犯等。物质使用障碍导致的负面影响之一是使人更容易被利用、被剥削——甚至是在错误的时间、错误的地点惨淡逝去。

一个经历过创伤的人是否存在物质使用的问题，得由他自己和亲人来决定。你可以借助一些参考因素来判断你的物质使用情况是否已成问题。在此，我们将采用"自我药疗假说"[①]，用一种相对客观且富有同情心的角度来看待物质使用问题。让我们从思考你与物质之间的关系开始。

> **存在物质使用问题的表现**
>
> ○ 一天都没法不使用物质。
>
> ○ 物质使用已经扰乱了你的工作、人际关系或育儿生活。
>
> ○ 大部分时间心思都在物质上——比如如何获取、效果如何等。
>
> ○ 为了获得物质，你可以把自己置于危险之中或做出过于冒险的事情。
>
> ○ 使用物质（比如喝酒）之后，你的状态立马就会变得不同。
>
> ○ 即便只是少量使用，也能让你做出冒险之举。
>
> ○ 吸毒或酗酒使你减少了和关心你的人联系。

[①] 自我药疗，是指在没有医生或其他医务工作人员指导的情况下，恰当地使用非处方（OTC）药，用于缓解轻度和短期的症状或不适，或者用于疗愈轻微的疾病。而自我药疗假说认为，存在一种潜在的原因促使人们自行使用药物，在这种情况下，包括自我药疗在内的物质使用是人们应对情绪、应激因素和精神健康障碍的一种方式。其进一步的解释请见本书第 222 页。——编者注

第八章 当物质使用成为困扰

- ○ 尽管你屡次尝试停用,但并未成功。
- ○ 亲近的人告诉你,你喝酒或吸毒的方式给他们造成了伤害或隔阂。
- ○ 你酗酒,换言之,你在两个小时内至少能喝四五杯酒。
- ○ 当别人询问你使用物质的情况时,你会生气。
- ○ 你曾有酗酒或吸毒到了别人怀疑你是否清醒或者需要打急救电话的程度。
- ○ 你曾酗酒或吸毒到"断片",清醒后不记得发生了什么(例如,在床上醒来却不知道自己是怎么爬上床的)。
- ○ 在你酗酒或吸毒后,你会做出冒险之举,例如发生不安全的性行为、偷窃或与不安好心的人来往。
- ○ 你无法和不像你一样喝酒或吸毒的人来往。
- ○ 你曾在早上喝酒或吸毒来缓解前一日酗酒或吸毒留下的不适。
- ○ 你对使用物质感到内疚。
- ○ 使用物质就是一段无法割舍的亲密友谊。
- ○ 使用物质时,你会表现出攻击性行为。
- ○ 你曾被告知,使用药物影响了你的身体健康(例如心脏问题或肝功能检查结果堪忧)。

- 你曾在物质影响尚未消退时去上班，乃至是走路或开车去上班。
- 你曾因使用物质承担了一些后果（如酒驾、工作失误、朋友离去），却依旧没有改变你的使用习惯。

如果你勾选了很多条目，那么你可能需要考虑处理自己与物质之间的关系了。如果你没有勾选很多条目，那么你勾选的条目可能表明你需要在物质使用或生活的其他方面做出一些改变了。好消息是，有很多方法可以应对物质使用问题。首先，思考一下你当前的物质使用是不是一种自我药疗。坦白说，长远来看，物质使用通常不是一个解决慢性问题的好办法。但如果你与物质之间的关系已经变得有害，那么理解自己沉迷于使用（或过度使用）物质的原因将能够帮助你干预这个问题。

出于自我药疗的物质使用

有些人使用药物或酒精进行自我疗愈。一个最具代表性的例子是依靠喝酒来平息侵入性记忆或闪回。1997年，哈佛大学教授爱德华·坎兹安（Edward Khantzian）提出了物质使用的自我药疗假说，该假说现在已为人所熟知：

> 经历过创伤且无法在心理层面上有效运用解离机制的个体，可能会尝试使用精神活性药物来达到类似安抚或麻痹的效果……他们使用这些药物是为了进入或维持与解离类似的状态。

换句话说，药物和酒精可以帮助一个人发生解离，正如前文所提及的，解离是许多 CPTSD 患者在没有物质干预的情况下所采取的一种应对创伤的方式。我们在第四章也讨论过，当没有其他的逃避方式时，解离就是一种逃避的方式。因此，经历过创伤的人会以这种方式使用物质也属情理之中。

和解离一样，使用物质有时也可以让人远离可怕或消极的闪回和强烈情绪。患有 PTSD 的性侵幸存者认为使用物质能减轻他们的痛苦，他们也因此更可能出现酗酒的问题。此外，多项研究表明，没有 PTSD 困扰但存在物质使用问题的人往往会在充满诱惑的情境中使用物质；然而，既有 PTSD 困扰又存在物质使用问题的人则表示，他们会在面对消极情境时使用物质。

在介绍如何处理物质使用的问题之前，让我们先来做一件你可能意想不到的事。让我们花点时间思考一下意义,包括使用你喜欢的物质有什么意义。

理解物质使用的意义

思考一下你喝酒和服药的量,你是否觉得自己存在滥用?请从下列选项中勾选:

○ 是　　　　○ 否　　　　○ 不知道

1. 你是否感觉自己已经无法控制物质使用了?如果是,是从什么时候开始的?

_____
_____
_____
_____

2. 如果使用物质已经变成你的习惯,请试着回忆变成这样之前的状态。是否有什么触发因素导致你开始使用物质?

___

3. 深入思考一下，你是否曾经因为想要摆脱某些想法或感受而使用物质？

___

4. 使用物质是否似乎帮你应对了焦虑或抑郁？

___

5. 思考一下你为何喜欢使用物质，尽可能具体一些。例如，物质是否能让你的大脑平静下来，或者能让你兴奋起来，抑或让你在做某些事时感觉更有控制力、更容易了？写下任何你想到的东西。

_____

_____

_____

_____

6. 使用物质时你遇到过哪些负面情况？

_____

_____

_____

7. 如果你能任意改变自己喝酒或吸毒的方式，你想做出怎样的改变？你是否想完全戒掉，还是只在某些特殊的日子和时间摄入，比如家庭假期？

_____

_____

_____

_____

我认为有必要客观探讨使用物质的影响，原因有二。首先，存在物质使用障碍的人经常会反复听到别人用带有评判性的语气告诉他们应该停止这种行为，言下之意是，只要是使用物质都大错特错。虽然这么说可能是出于好意，但对于那些与物质联系紧密的人来说，这些话通常不会有任何帮助。其次，很多人经常觉得使用物质可以给自己带来一些好处。对于一些患有 PTSD 和 CPTSD 的人来说，使用物质可以缓解一些症状。因此，我们有必要察觉、理解和思考物质在生活中的意义，最好能秉持一种中立而不带评判的立场，这样才能更好地指导修复创伤。

事实上，过了一段时间后，使用物质可能会变成或者看似变成一种习惯，最终导致成瘾。的确，那些在生物或遗传层面上易感成瘾的人也特别容易受到物质使用的影响。这类人更难思考清楚自己使用物质的意义。虽然并非每个人都是如此，但即便最初只是为了自我药疗，后期也可能逐渐失控。而且，滥用药物和酗酒还存在健康风险。正如我在本章开头所说，对此我不想妄加评判。物质使用是个人行为，只有你可以决定它是否干扰了你的生活。但若过量使用物质，可能会干扰你的疗愈进程，阻碍你重新获得身份认同，并阻止与你的内在建立联结。

在下一节，我们将探讨有哪些方式可以让你掌控物质的使用情况，如果你想要做出改变的话。

自行实施：改变物质使用的调整方案

你可以自己实施的调整方案包括十二步骤法（如匿名戒酒互助会）和减少伤害法。减少伤害，即循序渐进地减少物质使用，直至它不再对你造成困扰。

☺ 十二步骤法

十二步骤法是根据 1939 年出版的《匿名戒酒互助会》（Alcoholics Anonymous）一书中提出的指导方案改编而成的。喜欢这本书的人都亲切地称其为"大书"，如今的戒酒支持小组也直接以书名命名，自称"匿名戒酒互助会"。现在有数十种专门帮助"成瘾者"（Addict，这个术语出自十二步骤相关的文化）的十二步骤小组，涉及药物、酒精、赌博、食物、性乃至工作成瘾等各种问题，无所不包。十二步骤是一种戒断疗愈法，目标是戒除任何属于成瘾的行为或物质。在十二步骤小组中，由成员自行主持疗愈，并采用导师制，也就是鼓励或要求小组中必须有已经成功戒断的资深人员提供支持和指导。例如，我的一位来访者参加了一个与食物成瘾相关的小组，他每天都会与导师交流。他们的谈话不仅涉及食物,乍一听起来还很像小型的心理咨询。不过,关于成员是否需要与导师频繁联络,不同的十二步骤小组有不同程度的灵活性。十二步骤的另一个独特之处在于,它在不同的国家均具有相对的一致性。比如世界许多地方的人们都可以在当地找到匿名戒酒互助会。此外,每个小组都有不同的文化,参与者可以积极参与适合自己的互助会。

然而,也有人反对十二步骤法。他们认为这种模式根植于白人男性文化,鼓励信奉一神论。例如,十二步骤中有一个步骤是"臣服于一种更高层次的力量"。这种思维方式并不适合每个人,也不能为无神论者提供一个温暖的家园(当然也有面向不同信仰的十二步骤小组)。总的来看,十二步骤获得的实证支持存在较大分歧,具体结论取决于你所浏览的评价或个体研究。1999 年发表的一项研究发现,参加匿名戒酒互助会甚至还不如不接受其疗愈;而另一项分析却发现,参加匿名戒酒互助会者的戒断率大约是不接受疗愈者的两倍。其中的种种研究和个人叙述,可谓五花八门。

归根结底,十二步骤法对你有多大的帮助,取决于你在过程中的表现和认真程度——说白了,取决于你戒断的决心。对于参加匿名戒酒互助会的人来说，关键在于如何实践十二步骤，这关系到最终的戒断效果。例如，酗酒又吸毒的参与者如果有自己的导师，阅读了十二步骤的相关文献资料，投身于志愿服务，并懂得向其他成员寻求帮助，那么相比于那些不那么积极的人，他们在两年内保持戒断的概率几乎是后者的三倍。

戒断只是疗愈的一个选择，有些人认为戒断过于极端。然而，另一些人不是不用就是滥用物质，而且他们使用自己偏好的物质还增加了冒险行为的发生，出于这些原因，戒断可能是一个不错的选择。如果你就是这种情况，并且使用物质与其说为了维持正常生活，不如说更是一种强迫性行为——换言之，使用物质让你变了一个模样，变成了自己不喜欢的模样——那么你可以考虑参加十二步骤小组，它们重在关注戒断的益处，这正符合你的需求。

☺ 减少伤害法

从物质的使用情况和物质对生活的影响来看，如果戒断对你来说要求太高或者根本没必要，那么你可以了解一下其他成熟的疗愈方法。有的方法执行起来不会有那么严格的标准，比如减少伤害法。

减少伤害法是一种应对物质使用和其他潜在风险行为的方法，旨在减轻这些行为带来的不良后果，并且无需完全戒除。它是传统的戒断疗法的替代方案，将疗愈范围扩大到了那些不愿或无法停止使用物质的人群中。减少伤害法的出现顺应了20世纪80年代的美国社会大潮，当时美国开展了戒毒计划并将吸毒行为列为刑事犯罪。不过在打击吸毒行为时，处于社会边缘的受歧视群体却遭到了区别对待。

2010年，安德鲁·塔塔斯基（Andrew Tatarsky）博士和G.艾伦·马拉特（G. Alan Marlatt）博士描述了减少伤害法的临床原则，如下所示（请注意，这些原则原本是写给治疗师看的，我重新进行了调整，便于你参考）：

1. 物质使用问题最好能结合个体所处的社会环境来理解和解决。（这一原则不同于某些成瘾治疗模式只关注物质使用或成瘾问题，而不考虑使用物质在患者的生活中的作用。）
2. 拥有支持你的力量。
3. 无论是对整体的社会文化还是对心理疗愈来说，质疑物质使用所背负的污名至关重要。

4. 出于适应性原因使用物质——也就是说，使用物质是为了更好地生活——并不代表患者在生活中有什么缺陷或过错。

5. 使用物质产生的不良后果是一个连续体，不是非黑即白的两个极端。

6. 关键在于不要将戒断（或其他先入之见）作为先决条件。

7. 参与疗愈或做出改变才是主要目标，而非戒断。

8. 为做出改变，寻找并发挥你的优势。

尽管上述原则侧重于如何与心理治疗师一道运用减少伤害法，但也有一些个人可以实践的减少伤害法。一起来看看吧。

实践减少伤害法

1. 思考一下是否以及如何减少使用物质。为了更好地控制使用物质的时间和方式，你能够做些什么？假设你每天都使用某物质，如何削减使用量？例如，我有一个每天喝酒的来访者，他决定只在周五、周六和周日喝酒；还有一位来访者在整个周末都会使用某种药物，后来决定

第八章　当物质使用成为困扰

只在周六使用。你可以采取哪些方法去改变你的使用习惯，让它变得更可控？

_____

_____

_____

2. 回想你使用药物的情形。想想你当时所处的环境，你是只在安全的地方使用，还是只和你信任且有安全意识的人一起使用？如果你发现与某些人一起使用时存在风险，是否可以不要和他们接触？为了让物质使用更加安全，你应如何改变你的使用环境？

_____

_____

_____

以下是针对饮酒的减少伤害法的一些步骤：

（1）不要空腹喝酒。

（2）三小时内不要喝超过两杯的酒。

（3）不要用酒精代替本应从食物中摄入的热量，只有吃过东西后才能喝酒。

（4）每次喝完一杯酒后，喝一杯水。

（5）每次只喝一种酒（比如不要往啤酒里掺烈酒）。

（6）和一群人一起喝酒时，不必觉得自己必须跟上别人的喝酒速度，少喝一点也无妨。

（7）尽量避免一连喝下好几杯烈酒作为酒局的收场，虽然这种做法在社交场合很常见。如果要喝，喝一杯就够了，而且是慢慢喝下。

（8）可以考虑让医生开一些减少对酒精的依赖或让喝酒变得不太舒服的药物。

（9）定下禁酒日，观察一下每到这些天，你的状态是否会好一些。

（10）在喝酒的日子，考虑逐渐推迟开始喝酒的时间。

以下是针对各种药物使用的减少伤害法的建议：

（1）回想前文提及的焦虑和抑郁的管理策略，还有着陆技术。有时，运用这些策略可以代替药物治疗或起到辅助的作用。

（2）保证充足睡眠，保持良好的睡眠及卫生习惯。

（3）运动，尽可能多地活动身体。

（4）找到一些支持你减少物质使用的人。

（5）如果冥想对你有用，请坚持冥想。

（6）分散注意力，参与愉快的活动来避免依赖感。

（7）试着认清与 PTSD 或 CPTSD 相关的触发因素，找到其他的应对方法。

（8）在群体聚会中，难免有不同于平常的过度使用行为，尽量和那些愿意与你一起节制并相对轻松地消磨时光的人做伴。

最终你可能会发现，参加十二步骤小组或实践减少伤害法，可以帮助你达成自己在物质使用方面定下的期望目标。在理想情况下，使用物质只是让你更容易地应对你的症状，而不是压垮你或者给你造成困扰。你也可能会发现这种自主实施的疗愈方案对你来说并不奏效，你很难坚持自己想要做出的改变，或者你依然觉得自己使用物质的方式是有问题的，不具有适应性。若是如此，你仍可以采取一些措施，寻求他人的帮助。

如果单靠自己做不到怎么办

如果你有意寻求帮助，可以考虑去医院，那里能够帮助有物质使用障碍问题的人。另一个选择是找一位专门研究物质使用障碍问题的心理治疗师，他最好了解创伤的机制，愿意与你共同尝试多种疗法，而且无论你想怎样更好地控制你的物质使用，他都会尊重你的决定。虽然找到合适的心理治疗师也许能够改变你的人生，但你也可能很难找到适合自己的治疗师。下一章中，我将在这个问题上为你提供一些工具。

小结

物质使用往往与 PTSD 和 CPTSD 有关。理解你与物质之间的关系大有帮助，你可以决定自己是否想要改变这种关系，以及如何改变。使用物质可能是为了自我药疗。总之，物质主要应当用以应对当下或短期内无法承受的感受；从长期康复的角度来看，药物并不能彻底治愈你。然而归根结底，你的旅程你做主。要如何理解并改变你与药物之间的关系，完全取决于你。

第九章

寻找心理治疗师：用研究找到最合适的人选

☺ × 😐 × ☹

　　许多人发现，即使自己已经拥有类似本书的工作手册和能给予帮助的强大网络资源，向专业人士寻求帮助仍不失为一种非常有用的方法。正如我在序言中强调的，这本书只涵盖了CPTSD疗愈的第一部分，即了解创伤的神经生物学基础（战斗、逃跑或僵直反应），在生活中为自己创造基本的安全感，学习更健康地应对恐惧、愤怒和焦虑等侵入性体验的技巧，以及建立基础的元认知并创建社会支持——上述方法能帮助我们应对CPTSD。而疗愈的第二部分，即运用暴露疗法、眼动脱敏与再加工疗法、心理动力学疗法和其他技术处理创伤性记忆——这些疗愈方法需要得到专业人士协助，并且这部分内容超出了这本手册的讨论范围。可能你并不需要或并不想要进行第二步疗愈，这主要取决于你具体经历的 CPTSD 的情况。

本章将帮助你迈向生活和康复的下一个阶段。我将介绍一些研究人员认为有助于疗愈的因素，以及当你做好疗愈的心理建设时，又该如何找到能帮助自己的心理治疗师。因为这个问题主要涉及的是来访者与心理治疗师之间的匹配，而非疗愈技术，所以我在本章会介绍一些工具来帮助你评估治疗师，方便你找到最适合的治疗师人选。

你能接触到的心理治疗师可能人数众多，也可能寥寥无几，这或许和你生活的地区有很大关联。但有一个事实你不得不接受：即使你所居住的地区有丰富的治疗师资源，你可能仍然难以找到能够疗愈 CPTSD 的治疗师。可能的原因如下：针对 CPTSD 的文献、疗愈建议和研究仍在不断推陈出新；复杂性创伤是否等同于人格障碍，专业人士的观点众说纷纭。后一种原因很重要，因为它会影响治疗师对待你的方式，甚至影响治疗师回应你所关切的问题的方式。在我看来，CPTSD 未必和人格障碍相关。我个人对任何有关人格障碍的诊断都非常谨慎——因为通过数据来判断人格障碍的诊断方法本身存在许多问题，当下也并不存在一种放诸四海而皆准的评估方法。诚然，理解个体的性格，以及生活环境如何影响其应对方式和人格特质非常重要；对心理治疗师而言，理解来访者的多个方面，包括其保护自己的方式，同样至关重要。但其中不一定非要牵扯到人格障碍的诊断，我认为这在大多数情况下既没有用处，也没有必要。

值得一提的是，当下的心理学领域越来越专注于技术。当然，这未必是什么坏事，心理治疗师确实应该考虑哪种技术对哪些人有用。但有些专业人员对待某些特定技术的态度非常死板，他们会认为所有人都应该使用这些技术进行疗愈——这就可能导致问题的产生。首先，无论过去的经历如何、表现出的症状如何，每个人都是复杂的个体；在寻求疗愈时，每个人都是独一无二的，有不同的需求。因此，倘若心理治疗师过分专注于一两种技术，甚至是普适的方法，就会出现问题。正如马斯洛的那句名言，"当你手中只有一把锤子时，看什么都像是钉子"。换句话说，当治疗师过分重视技术时，他会忘记自己面对的是具体的人。此外，如果心理治疗师固执地使用一两种疗愈技术，可能很难发现它们有时并不奏效。在我看来，来访者真正需要的是那些在某种技术不起作用时能够及时调整疗愈方向的心理治疗师。

当然，重视技术不全是负面的。比如，你在接受疗愈前做了准备研究工作，认为"我想找一个专攻眼动脱敏与再加工疗法的治疗师，这种疗法似乎能解决我的问题，我想试着向这个方向的专家咨询"。像这样也很好。只不过身为来访者的我们很多时候并不知道自己需要什么。我们甚至压根就不知道还有这么多不同的疗法可供选择！因此，找一个懂得使用多种疗愈方法的治疗师显得非常必要。此外，治疗师能否与你愉快地合作也同样至关重要。疗愈方法固然重要，但疗愈能否成功在很大程度上同样取决于你所托付的治疗师能否带给你足够的安全感。这就引出了一个问题：成功的疗愈关系是怎样的？

保障疗愈成功的因素

数十年的研究表明，疗愈关系是影响疗愈结果的最重要的因素，比使用什么技术更为重要。具体而言，疗愈关系在心理疗愈结果中所占的比重约为30%，而技术（疗愈方法）仅占15%。换言之，来访者和心理治疗师的关系对疗愈效果的贡献是疗愈技术的两倍。尽管我们很难用量化的方式去衡量究竟是什么使得疗愈关系能够影响疗愈结果，但是一些研究人员认为，可能是共情在其中起了作用。如果来访者感觉心理治疗师能理解并和他们所遭受的苦难共情，疗愈效果就会更好。从依恋的角度来看待这一现象会容易理解一些。来访者对心理治疗师的依恋越安全稳定，随着时间的推移，来访者就越有可能循序渐进地表露自己经历中最私人和最脆弱的方面。因此，获得安全感是其中的关键。而建立这样的关系需要时间，即使是与喜欢的人相处。

显而易见，和你的心理治疗师投缘很重要。我知道这听起来很奇怪，我都记不清有多少人告诉我他们是迫于压力才坚持与治疗师见面的，他们内心其实并不喜欢自己的治疗师。这种压力可能来自外部，比如心理治疗师促使来访者前去咨询；也可能来自内部，比如有创伤史的人有时觉得自己没资格和关心他们的人相处。这会让疗愈很艰难，涉及许多痛苦的情绪，但这不意味着你不能挑选一个能够理解你的人。

现有研究还进一步深入分析了哪些因素有助于建立成功的疗愈关系。其中的相关因素被称为"普遍因素"，因为它们在很大程度上解释了疗愈起效的原因和方式。这些因素贯穿了整个疗愈过程，分别是共情、目标共识与合作、积极关注与认可、掌握技能、真诚和心智化。从中我们可以了解心理治疗师应该做什么才会更见成效，比如能对来访者当下的经历"感同身受"。此外,如果心理治疗师擅长与不同背景的人交谈,会更容易与来访者建立起良好的关系。同类研究表明,心理治疗师如果能给来访者留下为人真诚、易于相处、适度谦逊的印象,也可以推进疗愈关系。就我的个人经验而言,我发现幽默感是影响成功疗愈关系的活泼程度的一大因素。不错,来访者是来接受疗愈的,但在互动中时不时体验快乐也是疗愈的一部分。要知道疗愈未必总是严肃的、不苟言笑的,事实上它甚至不应该是那样的。不时笑一笑、感受一下快乐不仅无伤大雅,反而相当必要。

就这一点而言,心理咨询师不应当表现得高傲自大,仿佛自己完美无缺。有些治疗师在工作中很傲慢,可能会让来访者觉得自己受到了评判,或者觉得自己的缺点甚于优点。我自己是来访者时就曾有过这种遭遇,所以我不希望别人也有同样的经历。因此,我建议大家在选择治疗师时拥有健全的权利意识。不妨这么想:好的治疗师应该能够用多种方式来帮助我,我有权在他们面前尽可能地感到安全和舒适。

以上所有表明,心理治疗师和来访者之间的匹配涉及多种因素,其中一些与治疗师使用的技术有关,另一些则与来访者和治疗师建立的自然关系有关。作为潜在的来访者/消费者,你有权了解不同类型的疗愈方法，也有权去认识疗愈起作用的原理。由于心理治疗师有不同的工作风格和性格特点，因此重要的是选择最适合你的。

> **设定目标：找到最适合你的心理治疗师**

这个练习旨在让你思考你（不）希望你的心理治疗师具备哪些特质。我们要使用的工具是库珀-诺克罗斯偏好问卷（Cooper–Norcross Inventory of Preferences，简称 C–NIP），该问卷由知名心理学家米克·库珀（Mick Cooper）博士和约翰·诺克罗斯（John Norcross）博士设计，在本书中的引用已获得他们的授权。

这个问卷可以帮助你衡量你在多大程度上喜欢或厌恶心理治疗师身上的某些特点。例如治疗师导向性/来访者导向性，即你是希望治疗师引导你进行疗愈，还是由你主导疗愈；情绪强度/情绪保留，即你希望与治疗师建立一定程度的私人关系，还是索性保持一定距离；过去导向/现在导向，即你愿意将疗愈的重点放在过去、现在还是未来上；温暖支持/聚焦挑战，即你希望从治疗师那里获得多少支持、获得怎样的支持，你希望专业人士无条件地支持你，还是通过某种方式挑战你？你也可以从其他渠道找一份库珀 – 诺克罗斯偏好问卷来参考。

库珀 – 诺克罗斯偏好问卷 V1.1

在以下每一项中，圈选一个数字，表明你希望心理治疗师或咨询师如何与你合作。3 表示强烈偏好该方向，2 表示适度偏好该方向，1 表示略微偏好该方向，0 表示对两个方向均无偏好或对两个方向有同等强烈的偏好。

我希望心理治疗师……

1. 专注于特定目标		没有偏好或同等偏好			不专注于特定目标	
3	2	1	0	−1	−2	−3
2. 为疗愈提供框架		没有偏好或同等偏好			允许疗愈没有框架	
3	2	1	0	−1	−2	−3
3. 教我应对问题的技巧		没有偏好或同等偏好			不教我应对问题的技巧	
3	2	1	0	−1	−2	−3
4. 给我留"作业"		没有偏好或同等偏好			不给我留"作业"	
3	2	1	0	−1	−2	−3

5.	主导疗愈		没有偏好或同等偏好		允许我主导疗愈	
	3	2	1	0	−1	−2	−3

量表1：如果得分为8~15，则强烈偏好治疗师导向性；如果得分为−2~7，则没有强烈偏好；如果得分为−3~−15，则强烈偏好来访者导向性。

6.	鼓励我深入探究负面情绪		没有偏好或同等偏好		不鼓励我深入探究负面情绪	
	3	2	1	0	−1	−2	−3
7.	与我谈论疗愈关系		没有偏好或同等偏好		不与我谈论疗愈关系	
	3	2	1	0	−1	−2	−3
8.	关注我们之间的关系		没有偏好或同等偏好		不关注我们之间的关系	
	3	2	1	0	−1	−2	−3
9.	鼓励我表达强烈感受		没有偏好或同等偏好		不鼓励我表达强烈感受	
	3	2	1	0	−1	−2	−3
10.	主要关注我的感受		没有偏好或同等偏好		主要关注我的想法	
	3	2	1	0	−1	−2	−3

量表2：如果得分为7~15，则强烈偏好情感强度；如果得分为0~6，则没有强烈的偏好；如果得分为−15~−1，则强烈偏好情感保留。

11.	关注我过去的生活	没有偏好或同等偏好	关注我现在的生活
	3　　2	1　　0　　-1	-2　　-3
12.	帮助我反思童年	没有偏好或同等偏好	帮助我反思成年
	3　　2	1　　0　　-1	-2　　-3

量表3：如果得分为3~9，则强烈偏好过去导向；如果得分为-2~2，则没有强烈的偏好；如果得分为-3~-9，则强烈偏好现在导向。

13.	关注我的过去	没有偏好或同等偏好	关注我的未来
	3　　2	1　　0　　-1	-2　　-3
14.	温和	没有偏好或同等偏好	挑战
	3　　2	1　　0　　-1	-2　　-3
15.	支持	没有偏好或同等偏好	对抗
	3　　2	1　　0　　-1	-2　　-3
16.	不打断我	没有偏好或同等偏好	打断我，让我不要偏离主题
	3　　2	1　　0　　-1	-2　　-3
17.	不挑战我的信念和观点	没有偏好或同等偏好	挑战我的信念和观点
	3　　2	1　　0　　-1	-2　　-3
18.	无条件地支持我的行为	没有偏好或同等偏好	如果认为我的行为有错，会提出问题
	3　　2	1　　0　　-1	-2　　-3

量表 4：如果得分为 4~15，则强烈偏好温暖支持；如果得分为 -3~3，则没有强烈的偏好；如果得分为 -4~-15，则强烈偏好聚焦挑战。

来访者其他偏好的进一步探究和考量（为了拥有合适的咨询服务）

你是否对以下方面有强烈偏好：

- ○ 希望心理治疗师具备特定性别、种族/族裔、性取向、宗教信仰或具有其他个人特征。
- ○ 希望心理治疗师能使用你最适应的某种语言。
- ○ 咨询形式：如个体、夫妻、家庭或团体咨询等。
- ○ 疗愈取向：如心理动力学、认知行为疗法、个人中心疗法或其他。
- ○ 咨询次数：如四次，根据评估而定，不设期限或其他。
- ○ 单次咨询时长：例如 50 分钟、60 分钟、90 分钟或其他。
- ○ 咨询频率：例如每周两次、每周一次、每月一次、临时安排或其他。
- ○ 疗愈倾向：药物治疗、心理疗愈或二者结合。
- ○ 除了咨询之外，是否使用自助书籍、自助小组或计算机程序等辅助工具。

- 是否还有其他强烈偏好（请在咨询过程中随时提出）。
- 在咨询过程中，你最不喜欢或憎恶发生什么事情。

你发现自己的偏好了吗？你希望治疗师以说话为主，还是以倾听为主？你希望治疗师会给你布置"作业"，还是进行不大有结构性的咨询？这个问卷最实用的地方是它提供了在建立一段疗愈关系时所需考虑的多方面事宜，并将选择的权力交到了来访者手中，让来访者去思考自己想要什么。但愿它也能让你更加从容地与你未来的治疗师沟通。

关于《库珀-诺克罗斯偏好问卷》，我还想补充一点，那就是你可能需要重温创伤性记忆的问题。请想一想你是否愿意处理那些记忆，把你的意愿告知你潜在的治疗师。当你打算开始一段新的疗愈关系时，先厘清这一点会非常有帮助。如果一个心理治疗师坚持让你处理创伤性记忆（特别是在疗愈的早期阶段），而你还没有做好准备的话，请认真考虑换一个治疗师。

可供参考的疗愈类型

心理治疗师使用的技术可能有很多，因此有必要考虑一下你的偏好和接受程度。为此,让我们梳理一些常见的疗愈方式及其内涵。

☺ 接纳与承诺疗法

接纳与承诺疗法(Acceptance and Commitment Therapy,简称 ACT)鼓励人们按照自己的价值观去生活和展现自我,增强心理灵活性。其目标是帮助个体认识对自身情绪进行忽略和控制的体验,比如压抑讨厌的想法、回避可能引起这些想法的情境等,这些会给他们造成阻碍,让他们无法过上丰富多彩的生活。接纳与承诺疗法并不会直接改变或中止讨厌的想法或感受(这一点有别于将在下一节中介绍的认知行为疗法)。接纳与承诺疗法侧重于帮助来访者学习体验讨厌的想法和感受的方式,让它们不再阻碍来访者去做那些能赋予你生命价值的事情。

☺ 认知行为疗法

认知行为疗法(Cognitive Behavior Therapy,简称 CBT)专注于想法、感受和行为之间的关系。这种疗法侧重于具体的症状,会记录并跟踪来访者的各种想法和相关的情绪状态。认知行为疗法的使用已经相当广泛，不同的治疗师在具体使用时可能会有细微的差别，有些临床医生强调认知胜于行为，有些则强调行为胜于认知。但请注意，针对创伤的认知疗愈侧重的始终是改变与创伤事件相关的信念和观点。

美国心理学协会探讨了疗愈 PTSD（但未必是 CPTSD）所使用的认知行为疗法的基本原理。例如，他们推崇侧重于改变对创伤事件的联想的情绪加工理论（Emotional Processing Theory，简称 EPT）；社会认知理论（Social Cognitive Theory，简称 SCT）则侧重于调整与创伤事件相关的"不适应"信念。PTSD 的认知疗法与认知行为疗法类似，但更注重改变来访者"悲观"的观念，最终改变其对创伤事件的想法。

认知行为疗法通常还包括我们在第六章讨论过的暴露疗法。延长暴露疗法可以解决回避症状。这种方法的支持者认为，回避创伤的触发因素会让创伤事件对来访者产生更强烈的影响，因为回避会强化恐惧。这种疗法在疗愈早期就让来访者开始暴露，旨在让其认识到与创伤事件相关的线索和想法本质上并不危险。另一方面，认知加工疗法（Cognitive Processing Therapy，简称 CPT）可以减少来访者忍受暴露的时间，专注于改变那些与创伤有关却"有害无益"的信念。

☺ 辩证行为疗法

有些人认为辩证行为疗法（Dialectical Behavior Therapy，简称 DBT）是一种认知行为疗法，但其独到之处在于，它可以帮助那些在情绪调节方面具有严重困难（如割腕自残或频繁出现自杀意念）的人。辩证行为疗法会教给来访者许多促进自我调节和保持正念的技巧。

☺ 眼动脱敏与再加工疗法

有人认为眼动脱敏与再加工疗法（EMDR）是一种暴露疗法；经证实，EMDR 疗愈 PTSD 的效果与暴露疗法相当，但它疗愈 CPTSD 的效果则未必这么好。目前，研究人员正在探索 EMDR 对 CPTSD 患者究竟能起到多大作用。EMDR 起效的原理在于增强对创伤的处理，因为一边配合眼球运动、声音、轻拍或其他类型的触觉刺激，一边专注于生动的视觉影像，可以建立新的神经连接。

☺ 个人中心疗法与人本主义疗法

个人中心疗法（Person-Centered Therapy）与人本主义疗法（Humanistic Therapy）密切相关。前者由美国心理学家卡尔·罗杰斯（Carl Rogers）在 80 多年前创立；后者强调要全面地看待一个人，而非一味地盯着疾病的症状。这两种理论都强调自由意志和自我效能等概念，以帮助人们最大化地发挥他们的潜能。这些疗法重在关注来访者的优点，并运用共情和积极关注来提供一种安全感，进而充分发挥来访者的成长潜能。

☺ 心理动力学疗法

心理动力学疗法与精神分析有关，后者是由西格蒙得·弗洛伊德开创的最古老的疗愈形式。现在的心理动力学疗法非常多样，但总体上倾向于理解那些不容易被察觉的情绪和想法，还有重复出现的行为模式，特别是涉及人际关系的行为模式。许多心理动力学的心理治疗师（虽然并非全部）认为谈论早期的家庭动力是疗愈的一个重要部分。

我知道这些选择令人眼花缭乱，尤其是如果你没有接受过疗愈就更是觉得如此。研究个人情况固然重要，考虑疗愈风格是否适合你的个性和个人目标也同样要紧。例如，如果你热衷于思考自己的价值观，并且感觉自己在不断地与情绪作斗争，那么你可以尝试接纳与承诺疗法。如果你无意花费大量时间处理情绪，并且希望获得具体的应对策略，那么行为疗法可能更适合你。如果你对深入了解自我感兴趣，并且特别想了解你的童年和家庭动力，那么心理动力学疗法或许会有所帮助。我不得不再提醒一句，疗愈中最重要的是你与治疗师之间的关系。如果你恰好在寻求疗愈，但愿我的建议能减轻你的选择压力；除了考虑治疗师的疗愈方法以及你的偏好和需求，我相信你可能更想找一个能融洽相处的人。最后，身为一名医生，同时也是一名患者，我认为找一个精通多种疗愈方法的治疗师会更有帮助。

无论你想找怎样的治疗师，你也可以花点时间想一想你与新治疗师的第一次咨询面谈，看看如何能够判断对方是否适合你。

如何应对第一次咨询

如何评估与新治疗师的首次接触？这是一个棘手的问题，最简单的方法就是相信你的直觉。尽管如此，有一些方法能帮助你思考第一次面谈时需要考虑的事情。要知道，想弄明白一个治疗师是否适合你，可能需要与对方面谈多次才行。不过，很多人大都只根据第一次咨询的情况来决定是否继续接受疗愈，毕竟心理疗愈的资费昂贵而且耗费时间。因此，我们要最大限度地利用首次咨询得到的宝贵经验。

如果你已经填写过《库珀-诺克罗斯偏好问卷》，那么你可能已经知道在寻找治疗师时要注意哪些重要事项了，记住它们很有帮助。当你第一次和治疗师碰面时，可以考虑一下你的疗愈目标，并从你认为最重要的事情入手开始对话。不过，我建议你首先从谈论自己开始，以评估治疗师的倾听能力。你和对方交流是否顺利？你们是否能够自然地互动？你是否能感受到对方在理解并倾听你？

如果你有很多创伤经历，那么我建议你在首次面谈中最好明说这一点，但不要说得太多太细，等你了解治疗师之后再详说。有些来访者告诉我，他们在第一次面谈时，说了一些自己始料未及的事，后来就后悔了。请记住，关于创伤的叙述通常是漫长又不太连贯的，你可以选择在非常安全的环境下进行表达。你有权在讲述自己的经历时感到舒适和安全。

与治疗师进行的互动可以通过一些方法进行评估，在此我将其整理为首次咨询测评表。不过你不用急着完成这个测评表，可以咨询几次之后再说，这完全依你的个人情况而定。

首次咨询测评表

通常情况下,第一次咨询都难逃尴尬。你可以用一些标准对其进行评估。在第一次或前几次面谈结束后,请思考以下问题,根据你的情况勾选"是"或"否"。

治疗师提供了一些关于如何开始疗愈的初步想法。	○是	○否
治疗师似乎能理解我开口说自己的事并非易事。	○是	○否
治疗师身上的某些特质让我一见就觉得很有安全感。	○是	○否
治疗师总能在我希望他说点什么的时候开口说话。	○是	○否
我在咨询室里感觉自在,我喜欢这个空间的布置。	○是	○否
治疗师似乎在认真听我说话。	○是	○否
治疗师给了我有益的指引。	○是	○否
治疗师似乎能够理解我。	○是	○否
治疗师对自己常用的疗愈方法做了解释。	○是	○否
治疗师看起来自信但不傲慢。	○是	○否
遇到不知道的事时,治疗师能够大方承认。	○是	○否
我能够察觉治疗师对我的看法。	○是	○否
治疗师在话语间表达出对我的共情。	○是	○否

治疗师询问了我偏好的咨询类型。　　　　　○是　○否

治疗师询问了我尝试过的疗愈类型（如 CBT）。　○是　○否

治疗师大概了解了我可能的目标和问题。　　　○是　○否

我知道这份测评表要求很高。要知道，了解任何人都需要一段时间，特别是心理治疗师。一次面谈可能远不足以看清对方是否合适。但是，你选择的"是"越多，就越能表明你获得了一个好的开始。

虽然我提倡多去感受和体验你的首次面谈，但你可能认为自己适合更直接的方法。例如，你可以问治疗师喜欢和哪种类型的来访者合作，以及他们的专业背景如何——尽管现在很多治疗师都会在网站上公布这些信息。说到治疗师的网站，有不少来访者都告诉我，治疗师的网站写得越具体，他们就越能更好地了解治疗师。因此，如果治疗师在网上公布了自己的工作细节，你可以认为这是一个好迹象。

此外，如果你想进行多次咨询，请明确咨询的费用、保险和取消条款。我还认为询问治疗师能提供哪些类型的疗愈是很有必要的，如果你还没有问清楚的话，请一定记得问。再次强调，我认为创伤幸存者最好寻找能运用多种技术的治疗师，以

免限制你的咨询效果。

即便你一开始与治疗师合作顺利，但在几次面谈之后，你感觉没什么成效了，那么请一定记住，你随时都可以结束咨询。不过，即使一切进展顺利，也可能需要一段时间才能与治疗师形成默契。不妨想一想，如何才能获得最好的咨询体验，这可能要求你能够表达自己才行。

获得你的所需：练习在治疗师面前坚定地表达自己

最大限度地利用你的疗愈时间非常重要。这听起来可能令人有些不解，毕竟唯有当你耐着性子，逐渐与对方建立起信任感时，疗愈才最见成效。人们可能会错误地走向两个极端，一是长期停留在不适合的疗愈中，二是疗愈还没来得及起效就离开了。更换治疗师并非易事，况且情感上也很难接受。来访者经常说："讲述我的故事太耗时间了！我不想重新开始！"这完全可以理解。为了避免这种情况，你要能够表达你的需求才行。

如你所知，对治疗师说实话并不容易。在咨询中，心理治疗师处于权威地位，我们不仅需要他们，也希望得到他们的喜欢。然而，研究发现高达72%的来访者曾在疗愈体验的问题上撒谎。一些常见的谎言包括假装同意治疗师的建议、假装认为疗愈有帮助、掩盖对治疗师的真实看法，以及没有如实地说明缺席或迟到的原因等。我可以理解为什么对治疗师说实话非常困难，但坦诚是获得最佳疗愈效果的关键。如果你的治疗师不知道你的需求，就很难为你提供帮助。此外，另一个需要来访者诚实的相对重要的原因，是许多有创伤史的人从未有机会说出心里话或者不满。他们很可能因为表达了不满或受伤的感受而遭受生活中许多虐待者的冷言冷语。但表达担忧对所有关系都至关重要。没有人是完美的，即使是你最爱的人也会让你失望。因此，我们应该用有益的方式表达这一点，以获得他人的倾听与理解。就算对方不能认可这种不满，倘若他们能对这些问题进行认真思考，对我们而言也同样很重要。

以下是在心理治疗师面前坚定地表达自我的一些重要技巧：

1. 坦率地表达你的感受，不要对动机进行评判。即便发生了某些需要做出改变的事，这样做也可以更好地开拓相互理解的空间。

2. 如果你觉得自己没有获得倾听或理解，可以通过举一个具体例子的方式来告诉你的治疗师，你希望对方在哪些方面做一些改变。

3. 思考你需要治疗师如何以及在何种程度上与你交流、给你反馈。如果你需要更多的反馈，请告诉对方。如果你需要他们给你更多表达的时间，也请直言。

4. 如果你不喜欢做作业，而且知道自己不会做，请直接说出来。如果这种方法不适合你，一个合格的治疗师应当能够提供无需做作业的疗愈。

5. 另一方面，如果你喜欢并且愿意完成作业，你发现自己想要治疗师为你提供更多东西，请和对方探讨如何／是否能满足这个需求。

6. 提前询问你的治疗师，如果你有意见应当如何给予反馈，以及最佳的反馈方式是什么。

7. 定期了解你对疗愈的感受。

8. 如果你在疗愈过程中涌现出了很多回忆，或者治疗师催促你探讨这些回忆，你需要花点时间考虑一下这个问题。如果你觉得承受不了，可以放慢节奏。因为一旦你发现了隐藏的记忆，便很容易掉进"兔子洞"，不断回想那些不愉快的事情，进而不堪重负。时机是疗愈的一个重要方面，而且时机会不断变化。

9. 在一定程度上分析你的治疗师。如果你提出了一个担忧或不满，而治疗师难以听取或无法接受你认为更适合你的方法，那么最好还是分道扬镳。

在疗愈中坚定地表达自我很重要，因为我们与治疗师之间的互动就是在练习如何在生活中照顾自己。身为创伤幸存者，你深知用真诚、周到和非攻击性的方式为自己发声有多难。疗愈是一个测试场，在这里我们可以练习那些最终会应用于生活的技能。你可能很难知道如何以及何时该离开一段疗愈关系，但一般而言，相信你的直觉就好。你知道自己需要什么。

小结

心理疗愈关系非常私人化，很难从外部解释清楚。毕竟只有你知道自己是否找到了合适的治疗师。好的疗愈既轻松又困难。说轻松，是因为你不必照顾治疗师的感受，或者担心自己说出心里话会对治疗师造成过度影响；即使你可能会弄错一些事情，也能很轻易地获得安全感。也就是说，当你需要时，你会觉得有人能站在你这一边，帮助你重新调整你的视角。然而，疗愈也是困难的，因为这个过程会专门讨论你生活中最困难的方面。因此，平衡是其中关键。疗愈是一项工作，但它也可以很有趣。如果你决定接受疗愈，请一定要相信自己的直觉。要知道，在疗愈中你当然可以与治疗师一起开怀大笑，但最重要的是，留意你在这个过程中能够感觉到的安全感。

继续踏上疗愈之路

结语

☺ × ☹ × ☹

当你读完这本书，最重要的收获是开始认可你所付出的努力，以及你为思考生活、创伤和症状而克服的重重困难。或许这是你第一次面对自己与复杂性创伤的关系，也可能你已经花了很长时间来应对复杂性创伤对生活和自我造成的影响，但无论是哪一种情况，请把你遭遇的困境和你的应对方式都当作是送给自己的一份厚礼。

在此，我想再强调一遍：创伤是一种身份盗窃，它改变了许多其他人看来天经地义的事情的根基，比如安全、保障、完整感和自信心，以及知道自己是谁、感知真实感受的能力。但是，30年的从业经验告诉我，创伤幸存者大多出乎意料地有韧性，并且非常了不起。人们经历过逆境就会从不同的角度思考问题，常常能够察觉到其他人忽略的事情。许多创伤经历者不仅拥有幸福快乐的生活，还为社会做出了杰出的贡献。他们往往敢于说出真理，追求智慧，成了优秀的导师和顾问。因此，认真疗愈自己的一个重要原因，也可以是为了有朝一日能回馈他人。希望书前的你最终也能够谱写一个由自助到助人的故事。

身为创伤幸存者，你可能富有同理心，能敏锐地察觉他人的需求。正如我在书中提到的，有时这也会表现为过度警觉，将关注他人的需求当作一种必要的认知和情绪技能。但通过学习，你最终能明白，专注自己不会让你深陷危险之中；事实上，它能让你从内到外做好充足的准备，应对生活中的挑战。这其中的关键就在于学着理解自己的思维和本能，管理自己的体验和感受。

就像我们在前文探讨过的那样，你已经拥有了成长所需的工具。你可以利用类似心智化的技巧，来帮助自己学会用头脑提升情感思维，增进对自己和对他人的同理心、洞察力，以及提升控制和管理自身情绪的能力。当然，有时你的身体和头脑会让这些事变得很困难，它们会揭开你的创伤，例如遇到压力时的战斗、逃跑或僵直反应可能会给你带来挑战。但是，你已经掌握了能够管理它的重要工具，随着疗愈的深入，你还可以进一步学习。说到疗愈，如果你想深入探究创伤的某些方面，特别是如果你愿意了解暴露疗法或其他探索创伤的方式是否适合你的话，你可以尝试接受专业的疗愈。

继续你的旅程

复杂性创伤需要用一生的时间来疗愈。在不同的人生阶段——不论是建立有承诺的长期关系、养育孩子、面对事业的挑战与成功、失去父母或其他亲人，还是度过中年和老年——人们都会面临不同的创伤触发因素。你需要使用自己掌握的工具来适应新出现的障碍。有时，你似乎好不容易挣扎着找到了一处舒适的平原，但一转眼可能又要攀登另一座高峰。但无论情况多么艰难，你随时都可以重新翻开这本书，也可以审视自己的内心。请记住，你和你的身份中最具韧性的方面，可以帮助你渡过难关。

此外，请谨慎地选择能够进入你的生活、获得你的信任的人，这也是创伤幸存者必经的疗愈过程。有时，我们之所以会遇到挑战，就是因为企图相信我们所爱之人也在乎我们是否幸福快乐——然而事实却可能并非如此。因此，关于创伤的疗愈还包括倾听内心的声音、相信自己的直觉，知道何时应该放手，以便为那些能够滋养你、与你共同成长的人腾出空间。

或许，过往经历的一切让你很难坚信自己能够拥有美好的生活。我完全理解这样的想法。在此，我想与你分享一段话，这也是我曾与许多来访者分享过的——"或许曾有人不在意你是否幸福，甚至不希望你找到幸福，但如今你已经是成年人了。宇宙不会从那些向往快乐的人身上夺走美好的东西。世间的美好取之不竭，你也应该享有美好的生活。"

参考文献

1. *Alcoholics anonymous big book* (4th ed.). (2002). Alcoholics Anonymous World Services.

2. Allen, J., Fonagy, P., & Bateman, A. (2008). *Mentalizing in clinical practice.* Washington, DC: American Psychiatric Press.

3. American Psychological Association. (2017). *Clinical practice guideline for the treatment of posttraumatic disorder in adults.* American Psychological Association (n.d.). Emotion regulation. In APA dictionary of psychology.

4. Benight, C. C., & Bandura, A. (2004). Social cognitive theory of posttraumatic recovery: The role of perceived self-efficacy. *Behaviour Research and Therapy, 42*(10), 1129–1148.

5. Bhalla, I. P., Stefanovics, E. A., & Rosenheck, R. A. (2018). Polysubstance use among veterans in intensive PTSD programs: Association with symptoms and outcomes following treatment.

Journal of Dual Diagnosis, 15, 36.

6. Blanchard, M. & Farber, B. A. (2016). Lying in psychotherapy: Why and what clients don't tell their therapist about therapy and their relationship. *Counselling Psychology Quarterly, 29*(1), 90–112.

7. Blanco, C., Xu, Y., Brady, K., Pérez-Fuentesa, G., Okudaa, M., & Wang, S. (2013). Comorbidity of posttraumatic stress disorder with alcohol dependence among US adults: Results from National Epidemiological Survey on alcohol and related conditions. *Drug and Alcohol Dependence 132*, 630–638.

8. Breslau, N., Chilcoat, H. D., Kessler, R. C., & Davis, G. C. (1999). Previous exposure to trauma and PTSD effects of subsequent trauma: Results from the Detroit area survey of trauma. *American Journal of Psychiatry 156*, 902–907.

9. Brewin, C. R. (2019). Complex post-traumatic stress disorder: A new diagnosis in ICD-11. *BJPsych Advances, 26*(3), 45–152.

10. Bryan, C. J. (2019). *Crisis response planning for suicide prevention* (Power point slides). National Center for Veterans Studies.

11. Carrico, A. W., Gifford, E. V., & Moos, R. H. (2007). Spirituality/religiosity promotes acceptance-based responding and 12-step involvement. *Drug and Alcohol Dependence 89*(1), 66–73.

12. Carrico, A., Carrico, A. W., Flentje, A., Gruber, V. A., Woods, W. J., Discepola, M. V., et al. (2014). Community-based harm reduction substance abuse treatment with methamphetamine-using men who have sex with men. *UCSF.*

13. Cloitre, M., Shevlin, M., Brewin, C. R., Bisson, J. I., Roberts, N.

P., Maercker, A.,Karatzias, T., Hyland, P. (2018). The International Trauma Questionnaire: development of a self-report measure of ICD-11 PTSD and complex PTSD. *Acta Psychiatrica Scandinavica*, *138*(6), 536–546.

14. Coates, S. W., Rosenthal, J. L., & Schechter, D. S. (2003). *September 11th: Trauma and human bonds*. Hillsdale, NJ: The Analytic Press.

15. Coffey, S. F., Saladin, M., Drobes, D. J., Brady, K. T., Dansky, B. S., & Kilpatrick, D. G. (2002). Trauma and substance cue reactivity in individuals with comorbid posttraumatic stress disorder and cocaine or alcohol dependence. *Drug and Alcohol Dependence*, *65*(2), 115–127.

16. Courtwright, D., Joseph, H., & Des Jarlais, D. C. (1989). *Addicts who survived: An oral history of narcotic use in America, 1923–1965*. Knoxville, TN: University of Tennessee Press.

17. Courtois, C., & Ford, J. (2013). *Treating Complex Trauma: A Sequenced Relationship Based Approach*. New York, Guilford.

18. Crosby, A. E., Han, B., Ortega, L. A. G., Parks, S. E., & Gfroerer, J. (2011). Suicidal thoughts and behaviors among adults aged ≥18 years—United States, 2008-2009. Centers for Disease Control and Prevention, *Surveillance Summaries*, *60*(SS13), 1–22.

19. Cukor, J., et al. (2010). Evidence-based treatments for PTSD, new directions, and special challenges. *Annals of the New York Academy of Sciences*, *1208*, 82–89.

20. D'Anci, K. E., Uhl, S., Giradi, G., & Martin, C. (2019). Treatments for the prevention and management of suicide: A systematic

review. *Annals of Internal Medicine, 171*, 334–342.

21. de Jongh, A., Bicanic, I., Matthijssen, S., Amann, B. L., Hofmann, A., Farrell, D., Lee, C. W., & Maxfield, L. (2019). The current status of EMDR therapy involving the treatment of complex posttraumatic stress disorder. *Journal of EMDR Practice and Research, 13*(4), 284–290.

22. Des Jarlais, D. C. (2017). Harm reduction in the USA: The research perspective and an archive to David Purchase. *Harm Reduction Journal, 14*, 51.

23. Dimeff, L. A., Baer, J. S., Kivlahan, D. R., & Marlatt, G. A. (1999). *Brief Alcohol Screening and Intervention for College Students (BASICS): A harm reduction approach.* New York: The Guilford Press.

24. Dohrenwend, B. P., Turner, J. B., Turse, N. A., Adams, B. G., Koenen, K. C., & Marshall, R. (2006). The psychological risks of Vietnam for U.S. veterans: A revisit with new data and methods. *Science, 313*(5789), 979–982.

25. Dube, S. R., Anda, R. F., Felitti, V. J., Chapman, D. P., Williamson, D. F., & Giles, W. H. (2001). Childhood abuse, household dysfunction, and the risk of attempted suicide throughout the life span: Findings from the adverse childhood experiences study. *Journal of the American Medical Association, 286*(24), 3089–3096.

26. Ehlers, A., Hackman, A., Grey, N., Wild, J., Liness, S., Albert, I., et al. (2014). A randomized controlled trial of 7-day intensive and standard weekly cognitive therapy for PTSD and emotion-focused supportive therapy. *The American Journal of Psychiatry, 171*(3), 294–304.

27. Foa, E., Hembree, E., & Rothbaum, B. (2007). *Prolonged exposure therapy for PTSD: Emotional processing of traumatic experiences, therapist guide.* New York: Oxford University Press.

28. Fonagy, P., & Allison, E. (2012). What is mentalization? The concept and its foundations in developmental research. In Midgley, N. and Vrouva, I. (Eds.), *Minding the child: Mentalization-based interventions with children, young people and their families.* (pp. 11–34). Hove, UK: Routledge.

29. Fraga, J. & Hendel, H. J. (2020, May 13). Questions for your prospective therapist, from your own couch. *The New York Times.*

30. Gross, James J. (2014). *Handbook of emotion regulation, 2nd ed.* New York: The Guilford Press.

31. Hagelquist, J. O. (2016). The Mentalization Guidebook, 1st edition. London: Routledge. Harvard Health Publishing (2020). Understanding the stress response.

32. Haslam, N. (2016, August 15). The problem with describing every misfortune as "trauma." *Chicago Tribune.*

33. Hoge, C. W., Auchterlonie, J. L., & Milliken, C. S. (2006). Mental health problems, use of mental health services, and attrition from military service after returning from deployment to Iraq or Afghanistan. *Journal of the American Medical Association, 295*(9), 1023–1032.

34. Hom, M. A., Bauer, B. W., Stanley, I. H., Boffa, J. W., Stage, D. L., Capron, D. W., et al. (2020). Suicide attempt survivors' recommendations for improving mental health treatment for attempt survivors. *Psychological Services, 18*(3), 365–376.

35. Jacobsen, L. K., Southwick, S. M., Kosten, T. R. (2001). Substance use disorders in patients with posttraumatic stress disorder: A review of the literature. *American Journal of Psychiatry, 158*(8), 1184–1190.

36. Joiner, T. E., Jr., Van Orden, K. A., Witte, T. K., & Rudd, M. D. (2009). The interpersonal theory of suicide: Guidance for working with suicidal clients. American Psychological Association.

37. Karatzias, T., Murphy, P. N., Cloitre, M., Bisson, J. I., Roberts, N. P., Shevlin, M., Hyland, P., Maercker, A., Ben-Ezra, M., Coventry, P. A., Mason-Roberts, S., Bradley, A., & Hutton, P. (2019). Psychological interventions for ICD-11 complex PTSD symptoms: systematic review and meta-analysis. *Psychological Medicine, 49*, 1761–1775.

38. Kaskutas, L. A. (2009). Alcoholics anonymous effectiveness: Faith meets science. *Journal of Addictive Diseases, 28*(2), 145–157.

39. Kessler, R. C., Crum, R. M., Warner, L. A., Nelson, C. B., Schulenberg, J., & Anthony, J. C. (1997). Lifetime co-occurrence of DSM-III-R alcohol abuse and dependence with other psychiatric disorders in the national comorbidity survey. *Archives of General Psychiatry 54*, 313–321.

40. Khantzian, E. J. (1997). The self-medication hypothesis of substance use disorders: A reconsideration and recent applications. *Harvard Review of Psychiatry, 4*, 231–244.

41. Kownacki, R. J., & Shadish, W. R. (1999). Does alcoholics anonymous work? The results from a meta-analysis of controlled experiments. *Substance Use & Misuse, 34*(13), 1897–1916.

42. Kramer, M. D., Polusny, M. A., Arbisi, P. A., & Krueger, R. F. (2014). Comorbidity of PTSD and SUDs: Toward an etiologic understanding. In P. Ouimette & J. P. Read (Eds.), *Trauma and substance abuse: Causes, consequences, and treatment of comorbid disorders* (pp. 575) Washington, DC: American Psychological Association.

43. Lambert, M. J. (2013). The efficacy and effectiveness of psychotherapy. In M. J. Lambert (Ed.), *Bergin & Garfield's handbook of psychotherapy and behavior change* (6th ed., pp. 169–218). New York: Norton.

44. Laska, K. M., Gurman, A. S., & Wampold, B. E. (2014). Expanding the lens of evidence-based practice in psychotherapy: A common factors perspective. *Psychotherapy, 51*(4), 467–481.

45. Lee, W. K., Hayashi, K., DeBeck, K., Milloy, M. J. S., Grant, C., Wood, E., & Kerr, T. (2020). Association between posttraumatic stress disorder and nonfatal drug overdose. *Psychological Trauma: Theory, Research, Practice, and Policy, 12*(4), 373–380.

46. Linehan, M. (1993). *Cognitive-behavioral treatment of borderline personality disorder.* New York: The Guilford Press.

47. Maercker, A., Hecker, T., Augsburger, M., & Kliem, S. (2018). ICD-11 prevalence rates of posttraumatic stress disorder and complex posttraumatic stress disorder in a German nationwide sample. *Journal of Nervous and Mental Disease, 206*(4), 270–276.

48. Majer, J. M., Jason, L. A., Aase, D. M., Droege, J. R., & Ferrari, J. R. (2013). Categorical 12-step involvement and continuous abstinence at 2 years. *Journal of Substance Abuse Treatment, 44*

(1), 46–51.

49. McHugh, T., Forbes, D., Bates, G., Hopwood, M., & Creamer, M. (2012). Anger in PTSD: Is there a need for a concept of PTSD-related posttraumatic anger? *Clinical Psychology Review, 32*(2), 93–104.

50. Menon, R. (2019). Suicide is becoming America's latest epidemic. *The Nation.*

51. Moyers, T. B., Houck, J., Rice, S. L., Longabaugh, R., & Miller, W. R. (2016). Therapist empathy, combined behavioural intervention, and alcohol outcomes in the COMBINE research project. *Journal of Consulting and Clinical Psychology, 84*, 221–229.

52. Nahum D., Alfonso C.A., Sönmez E. (2019). Common factors in psychotherapy, In Javed A., Fountoulakis K. (Eds.), *Advances in Psychiatry*. Springer, Cham.

53. Najavits L. M. (2015). The problem of dropout from "gold standard" PTSD therapies. *F1000 prime reports, 7*, 43.

54. Najavits, L. M., Weiss, R. D., & Shaw, S. R. (1997). The link between substance abuse and posttraumatic stress disorder in women: A research review. *American Journal on Addictions, 6*, 273–283.

55. Norcross, J. C., & Lambert, M. J. (Eds.). (2019). *Psychotherapy relationships that work. Volume 1: Evidence-based therapist contributions (3rd ed.).* New York: Oxford University Press.

56. Norcross, J. C., & Wampold, B. E. (Eds.). (2019). *Psychotherapy relationships that work. Volume 2: Evidence-based therapist responsiveness (3rd ed.).* New York: Oxford University Press.

57. Panagioti, M., Angelakis, I., Tar-

rier, N., & Gooding, P. (2017). A prospective investigation of the impact of distinct posttraumatic (PTSD) symptom clusters on suicidal ideation. *Cognitive Therapy and Research, 41*(4), 645–653.

58. Pennebaker, J. W., Kiecolt-Glaser, J. K., & Glaser, R. (1988). Disclosure of traumas and immune function: Health implications for psychotherapy. *Journal of Consulting and Clinical Psychology, 56*(2), 239–245.

59. Pietrzak, R. H., Goldstein, R. B., Southwick, S. M., & Grant, B. F. (2011). Prevalence and Axis I comorbidity of full and partial posttraumatic stress disorder in the United States: Results from Wave 2 of the National Epidemiologic Survey on Alcohol and Related Conditions. *Journal of Anxiety Disorders, 25*, 456–465.

60. Pinheiro, M., Mendes, D., Mendes, T., Pais, J., Cabral, T., Rocha, J. C., et al. (2016). Importance of C-PTSD symptoms and suicide attempt. *European Psychiatry, 33*(Supplement), S215.

61. Putnam, F. W. (1991). Dissociative phenomena. In A. Tasman & S. M. Goldfinger (Eds.), *American Psychiatric Press review of psychiatry* (Vol. 10, pp. 145–160). Washington, DC: American Psychiatric Press.

62. Putnam, F. W. (1992). Discussion: Are alter personalities fragments or figments? *Psychoanalytic Inquiry 12*, 95–111.

63. Rauch, S., & Foa, E. (2006). Emotional Processing Theory (EPT) and exposure therapy for PTSD. *Journal of Contemporary Psychotherapy, On the Cutting Edge of Modern Developments in Psychotherapy, 36*(2), 61–65.

64. Saladin, M. E., Brady, K. T., Dansky, B. S., & Kilpatrick, D. G.

(1995). Understanding comorbidity between PTSD and substance use disorders: Two preliminary investigations. *Addictive Behaviors 20*, 643–655.

65. Shapiro, F. (2001). EMDR: Eye Movement Desensitization of Reprocessing: Basic principles, protocols and procedures (2nd ed). New York: The Guilford Press.

66. Stevens, D., Wilcox, H. G., MacKinnon, D. F., Mondimore, F. M., Schweizer, B., Jancic, D., et al. (2013). Post-traumatic stress disorder increases risk for suicide attempt in adults with recurrent major depression. *Depression & Anxiety, 30*(10), 940–946.

67. Sullivan, C., Jones, R. T., Hauenstein, N., & White, B. (2019). Development of the trauma-related anger scale. *Assessment, 26*(6), 1117–1127.

68. Tatarsky, A., & Marlatt, G. A. (2010). State of the art in harm reduction psychotherapy: An emerging treatment for substance misuse. *Journal of Clinical Psychology, 66*(2), 117–122.

69. Turecki, G. (2014). Epigenetics and suicidal behavior research pathways. *American Journal of Preventative Medicine, 47*(3 Supplement 2), S144–S151.

70. Ullman, S. E., Filipas, H. H., Townsend, S. M., & Starzynski, L. L. (2006). Correlates of comorbid PTSD and drinking problems among sexual assault survivors. *Addictive Behaviors, 31*(1), 128–132.

71. Van der Kolk, B. A. (2014). *The body keeps the score. Brain, mind, and body in the healing of trauma.* New York: Penguin Books.

72. Wampold B. E. (2015). How important are the common factors in

psychotherapy? An update. *World psychiatry: official journal of the World Psychiatric Association (WPA), 14*(3), 270–277.

73. Wampold, B. E., & Imel, Z. (2015). *The great psychotherapy debate (2nd ed.).* New York: Routledge.

74. Wilk, J. E., Quartana, P. J., Clarke-Walper, K., Kok, B. C., & Riviere, L. A. (2015). Aggression in US soldiers post-deployment: Associations with combat exposure and PTSD and the moderating role of trait anger. *Aggressive Behavior, 41*, 556–565.

75. Wolf, E. J., Miller, M. W., Kilpatrick, D., Resnick, H. S., Badour, C. L., Marx, B. P., Keane, T. M., Rosen, R. C., & Friedman, M. J. (2015). ICD-11 Complex PTSD in U.S. national and veteran samples: prevalence and structural associations with PTSD. *Clinical Psychological Science, 3*(2), 215–229.

76. Woolf, S. H., & Schoomaker, H. (2019). Life expectancy and mortality rates in the United States, 1959–2017. *Journal of the American Medical Association, 322*(20), 1996–2016.

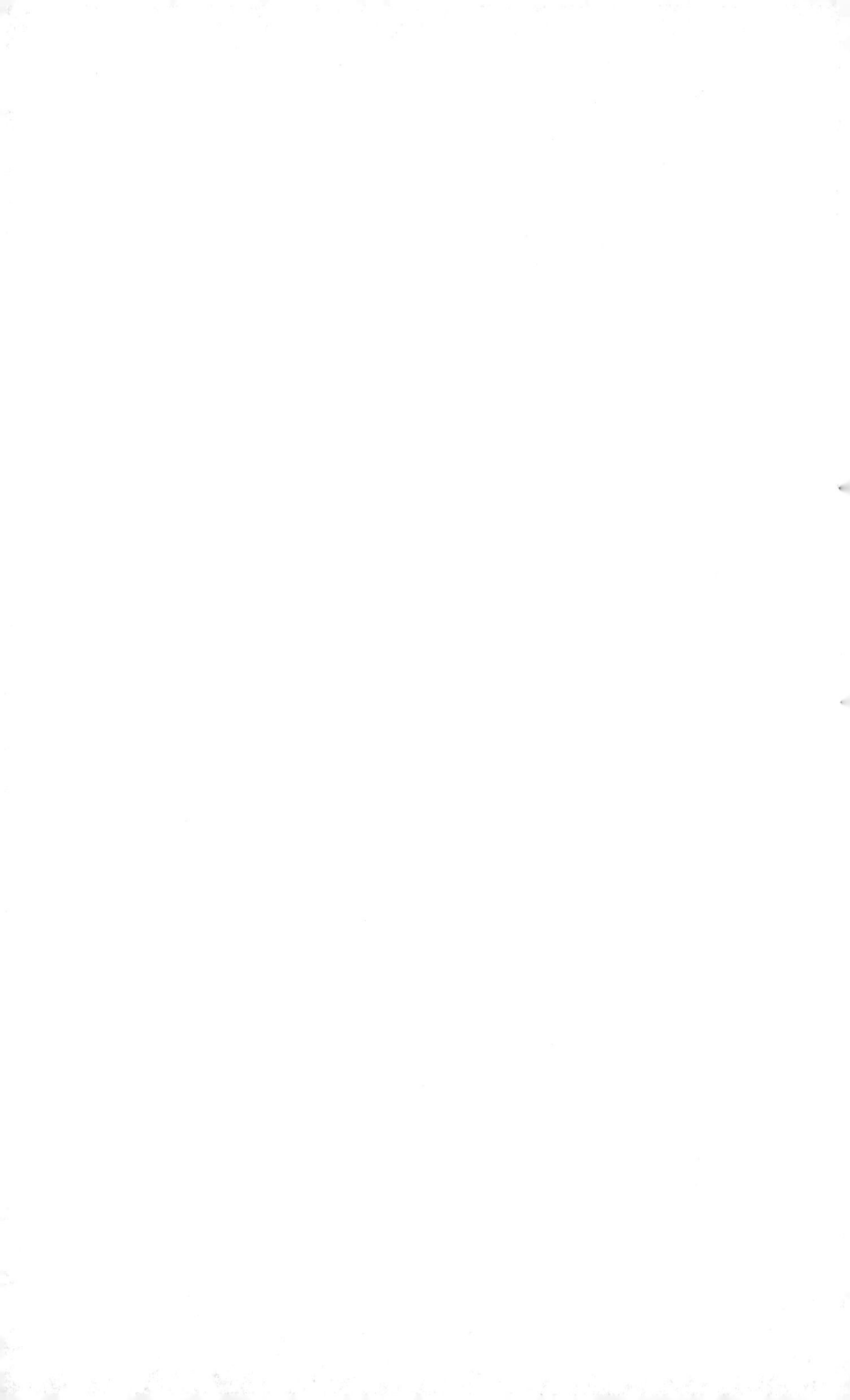